약없이
혈당 낮추는
양배추
식사요법

최고의 당뇨병 전문의가 알려주는 혈당 관리 비법

약없이
혈당 낮추는
양배추
식사요법

요시다 도시히데 지음
최서희 옮김

의사들도 따라 하는
약 없이 혈당을 낮추는 식사법

100세 인생 시대를 맞이하여 남에게 짐이 되지 않고 삶의 질을 유지하며 나답게 살아가려면 '건강수명'을 늘려야만 합니다.

건강수명을 위협하는 원인에는 여러 가지가 있는데, 현대인에게 만연해 있는 것이 '혈당 상승'입니다. 혈당이 높은 상태로 계속 생활하면 반드시 당뇨병에 걸립니다.

나는 30년 이상 많은 비만과 당뇨병 환자를 치료해왔습니다. 참고로 비만 환자의 60%는 당뇨병을 앓고 있습니다. 당뇨병이 진행되면 안저출혈을 일으켜 실명하거나, 신장에 문제가 발생해 인공 투석이 필요해지고, 다리에 신경 장애가 일어나서 절단해야만 하는 등 자립 생활을 할 수 없게 되는 경우가 적지 않습니다. 또 당뇨병에 걸리면 암에 걸릴 위험이 커지며, 치매 위험도 3.5배로 높아집니다.

혈당이 높은 상태로 계속 생활하면 건강수명이 짧아져 이후 오랫동안 가족이나 주변 사람에게 신세를 지며 살아야 합니다.

나는 비만·당뇨병 전문의로서 환자가 높은 QOL(Quality of Life), 즉 삶의 질을 유지하면서 건강하게 생활할 수 있도록 열심히 지도하는 것이 있습니다. 바로 '혈당을 스스로 조절하는 방법', 바꿔 말하면 건강수명을 늘리는 방법입니다.

한국의 당뇨병 환자 혹은 예비 당뇨 환자도 꼭 실천해보세요. 이 책에서 소개하는 식사법과 간단한 운동을 일상생활에 도입한다면 혈당은 반드시 내려갈 것입니다. 그에 따라 건강수명도 반드시 개선됩니다. 이는 수십 년간 환자를 치료해온 내 경험을 통해 단언할 수 있습니다.

약간 높을 때 시작하면 평생 안심

우선 이 점을 명심합시다. 당뇨병은 자각증상이 나타났을 때는 이미 늦습니다. 그러므로 빠르게 대처해야 합니다. 식생활을 개선하고 간단한 운동을 하는 것만으로도 혈당은 조절될 수 있습니다. 그렇다고 해도 환자들을 만나면서 통감하는 것은 '당뇨병은 치료가 어려운 병'이라는 것입니다.

당뇨병이 무서운 병이라는 것은 여러분도 잘 알고 계실 것입니다. 하지만 건강검진에서 '혈당이 높다'는 이야기를 들어도 많은 사람이 아무것도 하지 않습니다. '혈당이 높다'라는 말을 들었다면 그 시점에서 '나는 혈당이 높구나!' 하고 자각하는 것, 그것이 혈당을 조절하기 위한 첫걸음입니다. 자신의 상태를 자각했다면 바로 전문의에게 진찰을 받고 내 몸이 안고 있는 문제와 마주해야 합니다.

이것은 내가 입이 닳도록 말하는 바이지만, 대부분의 사람이 '혈당이 높다'라는 말을 들은 것만으로는 병원에 가지 않습니다. 여성은 바로 검진을 받는 사람이 많지만, 남성은 대부분 일을 핑계 삼아 병원에 가지 않는 것이 현실입니다.

그러나 앞으로의 긴 인생을 생각해보세요. **초기 단계에 병원에 가서 진단을 받고 혈당 조절에 이로운 식사법이나 운동법을 몸에 익힌다면 그 후의 인생이 달라집니다.**

초기 단계부터 대처한다면 그 후에는 일 년에 한 번만 검사하면 됩니다. 그러나 조금 진행된 단계라면 한 달에 한 번, 더욱 진행되었다면 더 자주 병원에 다녀야만 합니다. 그리고 결국에는 각종 합병증이 생겨 건강수명이 빠르게 다할지도 모릅니다.

'혈당이 약간 높은' 단계에서 전문의의 진찰을 받는 것은 결과적으로 지금까지의 생활을 질질 끄는 것보다 시간과 돈을 절약할 수 있습니다. 이렇게 절약한 시간과 돈은 인생을 풍요롭게 만드는 데 사용할 수 있습니다.

좋아진 상태를 '계속 유지하려는 의지'가 중요하다

이 책에서 소개하는 내용은 나 역시 실천하고 있습니다. 그중에서도 가장 추천하는 것은 '식전 양배추 먹기'입니다. 식사하기 전에 양배추 6분의 1개를 먹기만 하면 포만감도 얻고, 혈당 급상승도 막을 수 있습니다. 양배추는 성분 면에서도 나무랄 데 없는 식재료로서 꾸준히 먹으면 예쁘게 살을 빼면서 건강해질 수 있습니다.

실제로 나의 식사 지도를 따른 환자들은 체중이 줄면서 혈당 수치가 낮아지고, 그다음에는 전반적인 몸의 컨디션과 체력이 좋아지면서 앓고 있던 만성질환까지 개선되었습니다. 일반 사람들뿐만이 아닙니다. 나의 강의를 듣고 동료 의사들도 실천했는데, 모두 고혈당은 물론 고혈압과 비만 등 각종 질환을 호전시킬 수 있었습니다.

혈당을 조절하기 위해서는 음식을 먹기 시작한 지 30분이 지나면 운동을 하는 것도 필요합니다. 운동이라고 하면 무릎이나 어깨가 아파서 못 한다고 하는 사람이 있는데, 자신의 몸 상태에 맞게 다리를 올리거나 몸을 가볍게 움직이기만 해도 좋습니다. 어쨌든 혈당을 올리지 않으려면 10분 동안 몸을 움직이는 것이 꼭 필요합니다. 참고로 나는 무릎 통증을 호소하는 환자에게는 "손만 움직이는 에어 수영을 하세요"라고 권합니다.

이 책은 읽기만 해서는 아무 의미가 없습니다. 책에 실린 내용을 잘 실천하고 유지해야 혈당을 조절할 수 있습니다.

하지만 잠깐 시도해서 수치가 좋아지면 '이제 나았으니까' 하고 긴장을 늦추는 바람에 다시 이전과 같은 생활로 돌아가는 사람이 많은 게 현실입니다. 그 생활 때문에 혈당이 높아졌다는 걸 잊지 않게 하려면 어떻게 해야 하는 걸까요.

긴장을 늦추고 방심하는 생활로 돌아가면 체중은 한 달이면 돌아옵니다. 이른바 요요현상이지요. 2~3개월간 그 상태가 지속되면 체중 증가뿐 아니라 갈증이 나는 등의 자각증상도 나타납니다. 그 단계가 되면 이미 혈당은 큰 폭으로 상승해 있을 것입니다.

식생활 개선이나 운동으로 체중이 줄었다면 이를 유지할 것! 방심해서 체중이 다시 증가한 경우 전과 같은 노력을 해도 더는 예전처럼 될 수 없습니다. 체중을 다시 줄일 수는 있어도 인슐린이 절반 정도밖에 나오지 않는 몸이 되었기 때문입니다. 그것은 곧 주사가 필요한 상태, 즉 당뇨병이 낫지 않는 단계에 돌입했다는 것입니다.

혈당을 올리지 않고, 당뇨병의 진행을 막으려면 '식전 양배추 먹기'를 시작으로 한 식사와 운동으로 내 몸을 조절하면서 생활해야 합니다. 이 생활을 계속 유지하는 것이야말로 건강수명을 늘리고 풍요로운 인생을 살아가는 기반을 만드는 일입니다.

결코 어렵지 않습니다. 이제부터 알고 하나씩 실천하면 평생 혈당 걱정 없이 건강하게 살 수 있습니다.

요시다 도시히데

혈당 상승 및 당뇨병 확인

혈당이 오르기 쉬운지, 혹은 당뇨병에 걸리기 쉬운지 알아보기 위해 다음 문항을 체크해봅시다.

체크 A

☐ 촌수로 3촌 이내에 비만·당뇨인 사람이 있다.

☐ 촌수로 3촌 이내에 고혈압·이상지질혈증인 사람이 있다.

☐ 촌수로 3촌 이내에 뇌졸중이나 심장 질환을 앓고 있는 사람이 있다.

☐ 평소 체중은 별로 신경 쓰지 않는다.

☐ 앉아 있는 시간이 길고 걸음을 2,000보 이하로 걷는다.

☐ 식사 시간이 불규칙하고 먹을 수 있을 때 잔뜩 먹는 경우가 있다.

☐ 밥을 빨리 먹어서 15분이면 식사가 끝난다.

☐ 기름진 음식을 좋아하며 채소는 별로 먹지 않는다.

☐ 밤늦게 야식을 먹고 바로 자는 일이 자주 있다.

☐ 주스나 탄산음료를 하루에 1L는 마신다.

체크 B

☐ 허리가 무겁고 아프다.

☐ 쉽게 지치고 몸이 나른하다.

☐ 목이 말라서 수분을 다량으로 섭취한다.

☐ 하루에 화장실 가는 횟수가 많아졌고 양도 늘었다.

☐ 소변에 거품이 일고 단 냄새나 암모니아 냄새가 강해졌다.

☐ 감기나 인플루엔자 등의 감염병에 잘 걸린다.

☐ 피부에 염증이 생기기 쉽고 잘 낫지 않거나 바로 곪기도 한다.

☐ 사물이 잘 보이지 않고 희미하게 보인다.

☐ 식욕이 있는데도 갑자기 살이 빠졌다.

이러한 항목에 해당하는 수가 많을수록 고혈당, 예비 당뇨 환자의 가능성이 있습니다. 이 책의 혈당 관리 비법을 읽고 지금 바로 생활 개선에 돌입합시다.

contents

 왜 혈당치를 낮춰야 하는가

part 2 약을 사용하지 않고 혈당을 낮추는 9가지 포인트 · 식전 양배추 먹기와 식사 요령

part 5 혈당이 오르지 않는 몸을 만들자
• 혈당 유지 습관과 운동법

왜 혈당치를
낮춰야 하는가

만병의 근원은 바로 혈당!
혈당을 낮춰야 산다

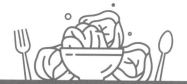

"혈당 좀 높다고 별일이야 있겠어?"

최근 들어 공복혈당이 100~125mg/dL로 정상 수준보다 높은 '공복혈당장애' 환자가 늘고 있습니다. 주로 건강검진이나 다른 질환으로 진료를 받는 과정에서 알게 되는 경우가 많은데, 몸에 어떤 특별한 증상이 있는 건 아니라서 그냥 흘려버리곤 합니다.

'아직 아무렇지도 않으니까 일단은 두고 보자. 혈당 좀 높다고 별일이야 있겠어?'

스트레스 때문에 요 사이 야식과 군것질을 자주 해서 그런가 보다 하며 대수롭지 않게 여깁니다. '과자나 초콜릿 같은 단 음식은 이제 좀 줄여야겠다'는 생각을 하면서 말입니다.

하지만 과연 그럴까요? 아직 아무렇지도 않으니까 그 정도는 무시하고 살아도 괜찮은 걸까요?

요즘 건강 관련 방송이나 신문 기사에서도 빠지지 않고 등장하는 게 바로 '혈당'입니다. 그렇다면 혈당이란 무엇일까요?

간단히 이야기하면 혈액 속의 포도당을 '혈당'이라고 합니다. 그리고 100mg의 혈액 속에 포도당이 얼마나 포함되어 있는지, 그 농도를 나타내는 수치가 바로 '혈당치'입니다. 포도당은 당질의 일종으로 우리가 살아가는 데 필요한 에너지원이 됩니다. 인간의 몸은 혈액 속의 포도당을 에너지로 사용해 움직이고 있습니다.

혈당과 탄수화물의 밀접한 관계

혈당의 중요성을 알기 위해 음식을 통해 얻을 수 있는 에너지에 관해 잠시 살펴봅시다.

우리가 먹는 음식에는 '단백질', '탄수화물', '지질'이라는 주요 영양소가 들어 있습니다. 이를 3대 영양소라고 합니다. 또한 **우리 몸을 건강하게 유지하기 위해서는 없어선 안 될 3가지 요소가 있습니다.** '몸을 만드는 재료', '몸의 에너지원', '몸의 신진대사 조절'입니다.

3대 영양소 중 **단백질**은 고기와 생선, 콩 제품에 많이 함유되어 있으며, 주로 근육이나 뼈, 피부, 장기, 모발, 혈액, 효소, 호르몬 등 몸을 만드는 재료가 됩니다. 일부는 에너지원이나 몸의 신진대사 조절에 사용되기도 하지요.

| 포도당 대사의 구조 |

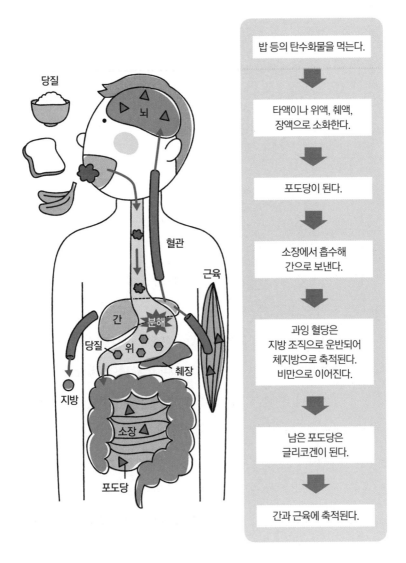

| 당질

혈관

근육

간

분해

당질

위

췌장

지방

소장

포도당

밥 등의 탄수화물을 먹는다.

↓

타액이나 위액, 췌액,
장액으로 소화한다.

↓

포도당이 된다.

↓

소장에서 흡수해
간으로 보낸다.

↓

과잉 혈당은
지방 조직으로 운반되어
체지방으로 축적된다.
비만으로 이어진다.

↓

남은 포도당은
글리코겐이 된다.

↓

간과 근육에 축적된다.

Part 1 왜 혈당치를 낮춰야 하는가

탄수화물은 밥이나 빵, 면류, 과일 등에 많이 함유되어 있으며, 주로 몸의 에너지원으로 사용됩니다.

마지막으로 지질(脂質)은 식물성 기름이나 생선 기름, 동물성 지방에 많이 함유되어 있으며, 주로 몸의 에너지원으로 쓰이고 일부는 몸을 만드는 재료가 됩니다.

3대 영양소 가운데 혈당과 가장 밀접한 관계가 있는 것은 '탄수화물'입니다. 혈당이 높거나 낮다고 할 경우, 이에 직접 관여하는 것은 바로 빠르게 에너지로 전환되는 당질을 많이 함유한 탄수화물입니다.

탄수화물을 많이 함유한 밥이나 빵, 면류, 과일 등을 섭취하면 타액, 위액, 췌액으로 소화된 뒤 장의 소화 효소에 의해 포도당으로 분해됩니다. 이 포도당은 소장 벽에서 흡수되어 간을 거쳐 혈액으로 들어가 에너지원이 됩니다.

또 포도당은 간이나 근육에서 글리코겐으로 전환되어 축적됩니다. 수면 등으로 장시간 식사를 하지 못할 때에는 필요에 따라 간이나 근육에 비축된 글리코겐을 다시 포도당으로 전환하여 혈액 속으로 내보내 에너지원으로 사용합니다.

그러나 간이나 근육에서 글리코겐으로 축적할 수 있는 양에는 한계가 있습니다. 그 때문에 당질을 많이 함유한 탄수화물을 과하게 섭취하면, 혈액 속에 남은 포도당은 지방 조직으로 운반되어 체지방으로 축적됩니다. 그 결과, 비만이 되기 쉽습니다.

반대로, 탄수화물 섭취가 부족하면 어떻게 될까요? 혈액 속의 당 농도가 낮아져서 에너지 부족 상태가 되는데, 이럴 경우에는 쉽게 피로를 느끼고 무기력해지게 됩니다.

혈낭의 농도는 너무 진하거나 너무 묽어도 몸에 다양한 문제를 일으킵니다. 그래서 본능적으로 우리 몸은 컨디션 조절을 위해 혈액 속 포도당 농도를 일정한 폭으로 유지하려 하지요. 이렇게 일정하게 정상적으로 유지되는 혈당 농도가 혈당의 기준 수치입니다.

포도당이 에너지로 변하는 과정을 '포도당 대사'라고 하는데, 앞서 말한 '공복혈당장애'는 이러한 당 대사에 이상(異常)이 생겨 혈당 조절이 어려워지기 시작한 것입니다.

단순히 야식이나 군것질을 줄이면 해결될까요? 그것만으로는 완전히 해결되기 어렵습니다. 혈당이 높으면 단 음식을 줄여야 하는 건 맞지만, 단 음식을 줄인다고 누구나 혈당이 조절되는 것은 아니기 때문입니다. 아무것도 하지 않고 이 상태가 지속되면 어떻게 될까요?

혈액 속의 당 농도가 계속 높아지는 상태, 즉 당뇨병이 됩니다.

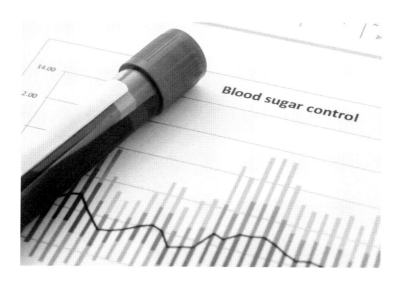

혈당의 농도는 너무 진하거나 너무 묽어도
몸에 다양한 문제를 일으킨다. 따라서 일정하게
혈당의 기준 수치를 유지해야 한다.

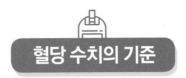

혈당 수치의 기준

혈당이라고 하면 '높이 올라가면 좋지 않다'라거나 '당뇨병과 관련이 있다' 정도까지는 아는 사람이 많지만, 구체적으로 경고등이 켜지는 수치까지 아는 사람은 많지 않습니다. 먼저 혈당의 기준부터 잘 알아둡시다. ❶은 공복 혈당치 ❷는 식후 혈당치(2시간 후)

정상형 ❶ 100mg/dL 미만 ❷ 140mg/dL 미만

정상고가* ❶ 100~110mg/dL 미만 ❷ 140mg/dL 미만

경계형(공복 시 고혈당) ❶ 110~126mg/dL 미만 ❷ 140mg/dL 미만

경계형(식후 고혈당) ❶ 110mg/dL 미만 ❷ 140~200mg/dL 미만

당뇨병 의심(공복 시 고혈당·식후 고혈당) ❶ 110~126mg/dL 미만

❷ 140~200mg/dL 미만

당뇨병형 ❶ 126mg/dL 이상 ❷ 200mg/dL 이상

* 정상 범위에 속하지만 그중에서도 공복혈당이 높은 100~110mg/dL 미만의 범위를 일본당뇨병학회에서는 '정상고가'라고 한다. 한국에서는 따로 분류하지 않고 정상에 포함해 표기하고 있다._편집자주

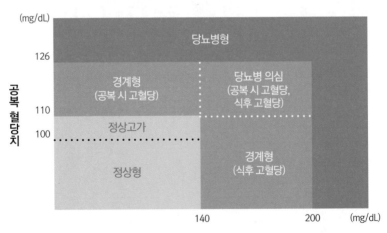

(일본당뇨학회 자료를 바탕으로 작성)

혈당은 호르몬으로 조절된다

우리 몸은 컨디션을 조절하기 위해 혈액 속의 포도당 농도를 일정한 폭으로 유지하고 있지만, 이 혈당은 하루 동안에도 상당히 변화합니다. 혈당이 변화하는 데에는 우리 몸에서 분비되는 몇 가지 호르몬이 아주 중요한 역할을 합니다.

아무것도 먹지 않은 공복일 때는 혈당이 내려갑니다. 그러면 혈당이 너무 낮아져서 몸에 이상이 생기지 않도록 글루카곤*, 아드레날린**, 코르티솔***이라는 호르몬이 분비되어 혈당을 상승시키는 작용을 합니다. 이때

---

* 글루카곤(Glucagon) 췌장에서 분비되는 호르몬의 일종으로 간장의 글리코겐을 분해하여 혈당을 상승시킨다.

** 아드레날린(Adrenaline) 부신수질에서 분비되는 호르몬으로 에피네프린(Epinephrine)이라고도 한다. 호르몬인 동시에 신경전달물질 기능을 한다.

*** 코르티솔(Cortisol) 부신피질에서 생성되는 스테로이드 호르몬으로 외부의 스트레스와 같은 자극에 맞서 분비되는 물질이다. 신체가 최대의 에너지를 만들어낼 수 있도록 하는 과정에서 혈압과 포도당 수치를 높이기도 한다.

간에 저장되어 있던 글리코겐이 포도당으로 바뀌어 혈액 속으로 내보내집니다. 지방 조직에 있는 지방도 분해됩니다.

한편, 식사를 하고 배가 부르면 혈당이 올라갑니다. 이때는 혈당 **수지가 너무 오르지 않도록 인슐린이라는 호르몬이 분비되어 혈당을 낮추는 작용을 합니다.**

이처럼 혈당은 식사를 하면 올라가고 식후 1~2시간을 절정으로 내려가므로 2~3시간이 지나면 원래대로 돌아옵니다. 하루 동안 이러한 변화가 반복됩니다.

사실 췌장에서는 온종일 일정량의 인슐린을 분비합니다. 이를 인슐린 '기초 분비'라고 합니다. 기초 분비와는 별도로 식후에 인슐린

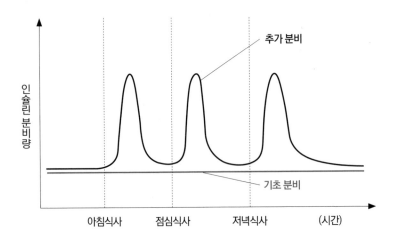

| 건강한 사람의 1일 혈당 수치 변동 상태 |

Part 1 왜 혈당치를 낮춰야 하는가

이 대량으로 분비되는데, 이를 '추가 분비'라고 합니다.

건강한 사람의 몸은 **인슐린 기초 분비와 추가 분비, 이 두 가지 작용을 통해 혈당을 적절하게 조절합니다.**

혈당을 내리는 작용을 하는 인슐린은 췌장에 있는 '랑게르한스섬(췌장 조직 안에 산재하는 내분비성 세포군)'이라는 조직에서 분비됩니다. 랑게르한스섬 속에는 베타(β) 세포라 불리는 세포가 있는데, 여기서 인슐린을 만듭니다. 식사를 하고 혈액 속 포도당의 양이 늘어나면, 베타 세포는 이 정보를 인식해 늘어난 포도당의 양에 맞춰 인슐린을 바로 분비합니다.

인슐린은 혈당을 내려주는 작용 외에 혈액 속 포도당을 간이나 근육으로 보내는 작용도 합니다. 남은 포도당을 지방 조직으로 운반해 체지방으로 축적하는 일도 돕습니다.

혈당을 높이는 글루카곤도 췌장에서 분비됩니다. 글루카곤은 랑게르한스섬에 있는 알파(α) 세포라 불리는 세포에서 만들어집니다. 혈액 속에 포도당이 부족하면 알파 세포는 이 정보를 인식해 글루카곤을 분비합니다.

혈당을 낮추는 역할을 담당하는 인슐린과 혈당을 올리는 역할을 하는 글루카곤은 혈액 속 포도당 밸런스가 적절히 유지되도록 각각 순서를 기다리며 일하고 있습니다. 그런데 이 밸런스가 무너지면 혈액 속의 당 농도가 높아져 '고혈당'으로 나타나는 것입니다.

| 췌장의 랑게르한스섬에서 분비되는 인슐린 |

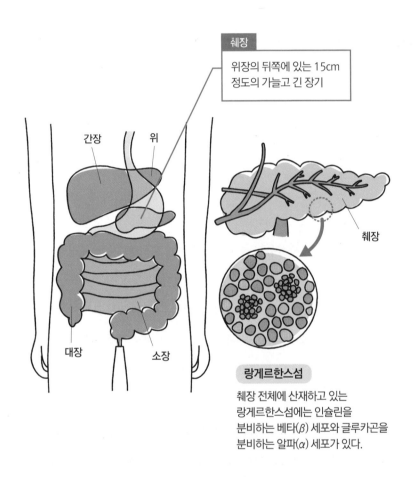

췌장

위장의 뒤쪽에 있는 15cm 정도의 가늘고 긴 장기

간장

위

췌장

대장

소장

랑게르한스섬

췌장 전체에 산재하고 있는 랑게르한스섬에는 인슐린을 분비하는 베타(β) 세포와 글루카곤을 분비하는 알파(α) 세포가 있다.

혈당이 높아지는 데에는 이유가 있다!

앞에서 말한 것처럼 우리의 몸에는 혈당치를 적절하게 조절하는 시스템이 있습니다. 그런데도 건강검진에서 '혈당이 높다'는 결과가 나오는 경우가 있습니다. 혈당은 왜 자꾸 오르는 것일까요?

혈액 속의 포도당 밸런스가 무너져서 당 농도가 기준치를 초과해 높아진 상태를 고혈당이라고 합니다. **이 상태는 혈당을 내리는 '인슐린 작용'이 부족하면 발생합니다.**

혈당을 높이는 호르몬은 글루카곤, 코르티솔, 아드레날린 등 여러 가지가 있지만, 혈당을 낮추는 호르몬은 인슐린뿐입니다. 어떠한 이유로 인슐린이 제대로 작용하지 않게 되면 얼마 지나지 않아 그대로 고혈당으로 직결됩니다. 인슐린 작용이 부족해지는 데에는 주로 다음과 같은 이유가 있습니다.

① **인슐린이 거의 분비되지 않는다.**

인슐린이 거의 분비되지 않는 것은 어떠한 원인으로 췌장의 랑게르한스섬의 베타 세포가 파괴된 경우입니다. 이것은 **1형 당뇨병의 원인**입니다.

② **인슐린이 잘 분비되지 않는다.**

인슐린이 잘 분비되지 않는 것은 췌장이 약해져 인슐린 분비 장애가 일어난 경우입니다. 당뇨병에 걸리면 우선 식후 추가 분비가 저하됩니다. 당뇨병이 진행되면 하루 종일 일정량 분비되어야 하는 기초 분비도 저하됩니다.

유전이나 비만, 스트레스, 과식, 운동 부족 등 흐트러진 생활습관이 원인이 되어 나타나는 **2형 당뇨병의 특징**입니다. 일본인 당뇨병 환자의 약 95%가 '2형 당뇨병'입니다.

③ **인슐린이 제대로 작용하지 못한다.**

인슐린이 제대로 작용하지 못하게 되는 경우는 인슐린을 받아들이는 세포 쪽에 이상이 생겼기 때문입니다. 이를 '인슐린 저항성'이라고 합니다. 이 역시 **2형 당뇨병의 특징**입니다.

| 1형 당뇨병과 2형 당뇨병의 특징 |

1형 당뇨병		2형 당뇨병
젊은 사람이 많다.	발병 나이	중장년층이 많다.
증상이 급격하게 나타나서 당뇨병에 걸리는 경우가 많다.	증상	증상이 나타나지 않는 예도 있으며 알아차리지 못하는 사이에 진행된다.
마른 체형인 사람이 많다.	체형	비만한 사람이 많지만, 마른 체형인 사람도 있다.
자가면역이나 바이러스 감염 때문에 인슐린을 만드는 베타 세포가 손상되었고, 이로써 췌장에서 인슐린이 거의 분비되지 않아 혈당치가 높아진다.	원인	생활습관이나 유전적인 영향 때문에 인슐린이 제대로 작용하지 못해 혈당치가 높아진다.
인슐린 주사	치료	식이요법, 운동, 복약, 때에 따라서는 인슐린 주사를 사용한다.

(일본국립국제의료연구센터, 당뇨병정보센터 자료 참고)

'인슐린 저항성'을 부르는 비만

여기서 잠깐, 인슐린 저항성과 비만의 관계에 대해 살펴볼 필요가 있습니다.

췌장이 인슐린을 분비하고 있어도 인슐린이 제대로 작용하지 않으면 고혈당 상태가 계속됩니다. '인슐린 저항성이 있다'는 것은 이처럼 **인슐린이 제대로 작용하지 않는 것**을 말합니다.

인슐린은 혈액 속 포도당을 근육이나 세포로 보낼 때 세포에 있는 '인슐린 수용체'와 결합해야 합니다(p.33 그림 참조). 인슐린은 인슐린 수용체와 결합했을 때 비로소 포도당을 받아들이도록 세포에 정보가 전달되어 근육이나 세포로 당을 순조롭게 보낼 수 있게 됩니다.

하지만 어떤 원인에 의해 인슐린 수용체가 기능하지 않게 되거나 정보 전달 경로에 이상이 생기는 경우가 있는데, 그러면 혈액 속 당을 세포 안으로 잘 보낼 수 없게 됩니다. 결국 남은 당은 지방 조직으로 이동해 체지방이 되고, 대부분 이러한 원인으로 비만이 됩니다. 이처럼 인슐린 저항성이 생기면 비만해지기 쉽습니다.

그런데, 비만 역시 인슐린 저항성을 유발한다는 게 문제입니다.

과도하게 살이 쪄서 지방세포에 중성지방이 많이 축적되면 인슐린 수용체의 수가 줄어들어 인슐린이 제대로 작용하지 못하게 됩니다. 설상가상으로 과도하게 늘어난 지방세포에서는 'TNF-α'나 '리지스틴' 등의 물질이 분비되어 인슐린의 작용을 저해하지요. 이러한 이유로 비만한 사람은 당뇨병에 걸리기도 쉽습니다.

이렇게 인슐린 저항성이 높아지면 췌장은 어떻게든 부족함을 보충하려고 '이래도 부족한가!' 하고 대량의 인슐린을 계속 분비합니다. 이 상태가 지속되면 췌장이 손상되어 결국에는 거의 인슐린을 만들지 못하게 됩니다.

인슐린이 분비되지 않는다는 것은 더는 혈당을 낮추는 작용을 하는 물질이 없다는 것입니다. 이렇게 되면 혈액 속의 당은 점점 증가하기만 합니다.

| 고혈당을 초래하는 인슐린 작용의 부족 |

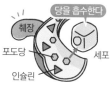
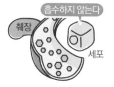
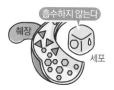

정상	인슐린 분비 장애	인슐린 저항성 항진
당을 흡수한다	흡수하지 않는다	흡수하지 않는다
췌장 포도당 세포 인슐린	췌장 세포	췌장 세포
췌장에서 인슐린이 분비된다. ➡ 인슐린이 충분히 작용하여 세포가 포도당을 흡수한다.	췌장에서 인슐린이 분비되기 어렵다. ➡ 인슐린이 부족하여 세포에 포도당이 정상적으로 흡수될 수 없다.	췌장에서 인슐린은 분비되고 있다. ➡ 인슐린 수용체나 정보 전달 경로에 이상이 발생하여 세포가 포도당을 흡수하기 어렵다. ➡ 췌장에서 대량의 인슐린을 계속 분비하다가 결국 고갈된다.
혈당치 정상	만성 고혈당·당뇨병	

생체시계가 흐트러지면 혈당이 올라간다

혈당을 올리는 원인으로 최근 주목받고 있는 것이 바로 '생체리듬' 입니다.

사람과 동물의 몸에는 생체시계라는 게 있습니다. 수면 주기나 호르몬 주기, 식욕·혈압·체온 조절 패턴은 모두 생체시계로 조절 되며, 덕분에 하루하루 건강하게 지낼 수 있습니다.

그런데 이 생체시계가 흐트러지면 다양한 질병이 발생할 수 있습니다.

비만, 고혈압, 수면 장애, 계절성 우울증, 그리고 혈당 수치도 올라가서 당뇨병에 걸릴 위험도 커집니다.

생체시계가 흐트러지는 원인 중 하나는 수면이 불규칙하거나 수면 시간이 너무 짧다는 것입니다. 또 식사 때가 불규칙해도 생체시계에 혼란이 생깁니다.

'한 달에 45시간 이상 잔업을 하고 수면 시간이 5시간 미만'인 사람은 '한 달에 45시간 미만 잔업을 하며 수면 시간이 5시간 이상'인 사람보다 2형 당뇨병이 발병할 위험이 1.42배 상승한다는 사실이 국립국제의료연구센터의 연구 조사로 밝혀졌습니다. 만성 수면 부족이 되면 공복 시 혈당 수치가 상승하고 인슐린 기초 분비 능력이 저하되어 당뇨병을 일으키기 쉽다는 것입니다. 가장 위험이 낮은 것은 수면 시간이 7~8시간 정도일 때입니다. 7시간 미만이거나 10시간을 초과하면 위험이 상승합니다.

질 좋은 수면이 혈당 관리에 중요한 것은 '성장 호르몬과 혈당치의 관계'를 통해서도 알 수 있습니다.

수면의 질이 좋으면 뇌하수체에서 성장 호르몬이 순조롭게 분비됩니다. 성장 호르몬은 사춘기에 가장 많이 분비되지만 성인이 된 후에도 계속 분비됩니다. 분비된 성장 호르몬은 단백질, 탄수화물, 지방의 대사를 촉진할 뿐 아니라 지방을 분해해 근육량을 늘리며, 뼈와 피부의 세포 재생을 촉진해 몸을 튼튼하게 만드는 작용을 합니다.

　그런데 수면의 양과 질이 부족해지면 성장 호르몬의 분비가 줄어듭니다. 성장 호르몬 분비가 부족하면 신진대사가 저하되어 지방이 잘 소비되지 않고, 그 결과 대사증후군이나 당뇨병으로까지 이어집니다. 뿐만 아니라 수면 부족이 2일 이상 지속되면 식욕을 억제하는 호르몬인 렙틴의 분비가 감소하고 식욕을 증진하는 호르몬인 그렐린의 분비가 증가하기 때문에 과식해서 살이 찌기 쉬워집니다. 이렇게 되면 한층 더 혈당이 오르기 쉽습니다. 수면 부족은 수면 그 자체뿐 아니라 혈당 수치에도 큰 영향을 미칩니다.

　그렇다면 불규칙한 식사는 왜 혈당을 올리는 걸까요?

　평상시와 다른 시간에 식사를 하면, 간(肝)처럼 대사와 관련된 내장이 빠르게 가동되면서 내장 자체의 생체시계가 어긋나버립니다. 그러면 다른 내장의 생체시계와도 타이밍이 어긋나서 '시차 장애' 같은 상태가 일어납니다. 내장은 서로 정보를 교환하며 일하므로 생체시계가 어긋나면 몸에 부담이 가고 췌장의 기능에도 혼란이 와서 혈당치가 높아집니다. 이는 미국 노스웨스턴대학교 메티컬센터의 요셉 타카하시 박사 연구팀의 동물 실험을 통해 밝혀졌습니다.

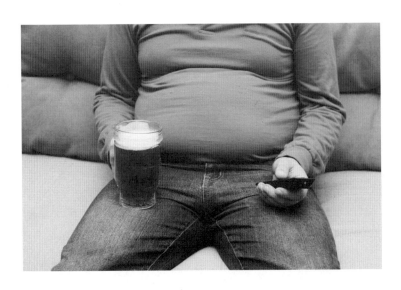

인슐린 저항성과 비만, 과식, 수면 부족,
불규칙한 식사 등은 혈당 상승에 영향을 미친다.

예비 당뇨 환자에게 당뇨병은 시간문제

"혈당이 높은 건 좋지 않아요."

"고혈당 상태가 계속되면 건강상 문제를 일으킬 수 있습니다."

"예비 당뇨 환자시군요. 앞으로 조심하셔야 합니다."

병원 진료 후 의사로부터 이런 말을 들어본 분이 있을 겁니다. 그런데 이런 말로는 무엇이 나쁜지, 어디가 문제인지 잘 알 수 없습니다. 하물며 신경 쓰이는 자각증상이 없다면 도무지 와닿지 않는 것도 사실입니다.

그렇다 하더라도 혈당이 기준치를 초과해 있다는 것은 유감스럽지만 **좋지 않은 상황입니다**. '모르는 것이 약'이라고 보고도 못 본 척하면 가까운 미래에 반드시 후회하게 될 수 있습니다.

그 이유는 짐작하듯, 당뇨병으로 이어지기 쉽기 때문입니다.

예비 당뇨 환자에서 당뇨병 환자로 진행되는 비율은 각자의 위험 요인에 따라 다르지만, 추적 관찰한 연구 결과에 따르면 **약 절반 정도가 당뇨병에 걸리게 된다고** 합니다. 일반적으로 공복혈당보다 식후 혈당이 높은 경우 당뇨병으로 진행되는 비율이 높은데, 둘 다 높다면 이 중 한 가지만 가지고 있는 경우에 비해 당뇨병 발병 위험도가 2배가량 더 증가합니다. 당뇨병은 한 번 발병하면 완치 없이 평생 관리해야 하는 질병입니다.

자각증상이 없어서 더 위험하다

예비 당뇨 환자는 '경계형 당뇨병'이라고도 합니다. 건강검진에서 예비 당뇨 환자나 경계형 당뇨병이라는 지적을 받았다는 것은 '당뇨병에 걸리기 직전'이라는 의미입니다.

'아직 당뇨병에 걸린 건 아니니까 음식을 바꾸거나 운동을 할 필요는 없겠지?'라고 생각해 아무것도 하지 않으면 머지않아 정말 당뇨병에 걸립니다. 그대로 방치하면 10년 이내에 당뇨병이 온다고 해도 과언이 아닙니다.

만약 지금이 그 경계라면 아슬아슬하게 세이프입니다. 아직 시간이 있어요. 지금이 당뇨병을 막을 절호의 기회라고 생각하고 적극 대처해야 합니다.

2형 당뇨병의 경우, 어느 날 갑자기 혈당이 높아지는 것은 아닙니다. 대부분 수년에 걸쳐 서서히 혈당이 상승해 당뇨병에 걸리게 됩니다.

"최근 들어 물을 많이 마시고 소변도 자주 봅니다. 또 늘 피곤해요. 처음에는 갱년기 증상인가 했는데 주변에서 뭔가 이상하다며 병원에 가보라고 해서 왔어요."

50대 중반의 한 여성이 진료실을 방문했습니다. 푸석한 피부에 혈색도 좋지 않았던 그 여성은 기운이 없고 피곤해 보였습니다.

"평소 건강검진에서 혈당은 어땠나요?"

"글쎄요. 혈당이 높다는 얘기를 좀 들었던 것 같은데 심각하게 받아들이지 않아서…."

그 여성은 치매가 온 시어머니를 돌보느라 정작 자신의 몸은 잘 돌보지 못했노라고 고백했습니다. 추후에 나온 검사결과는 혈당이 324mg/dL, 당화혈색소는 8.7%. 예상했던 대로 당뇨병이었습니다.

경계형 당뇨병이나 당뇨병 초기 단계에서는 몸이 아픈 자각증상이 거의 없습니다. 그래서 이 여성처럼 적절한 치료를 받지 않고 내버려두는 경우가 많습니다. 하지만 바로 그 순간, '사일런트 킬러(Silent Killer)'인 당뇨병은 조용하고 확실하게 진행됩니다.

다행히 우리 몸은 돌이킬 수 없을 정도로 위중해지기 전, 이상을 알리는 신호를 보냅니다. 내 몸의 소리에 귀를 기울여 **작은 징후라도**

놓치지 않는 것이 조기 발견과 조기 대책으로 이어져 소중한 생명을 구할 것입니다. 다음과 같은 자각증상이 있으면 당뇨병이 진행되고 있을 가능성이 있습니다.

이상 식욕

혈액 속에 포도당이 비정상적으로 늘어나면 인슐린이 과잉 분비되어 식욕이 증진됩니다. 식사를 통해 섭취한 당분을 에너지로 잘 바꿀 수 없는 상태가 되었기 때문에 먹어도 먹어도 금방 배가 고프게 됩니다.

잘 먹는데도 살이 빠진다

인슐린 작용 부족으로 당분을 에너지로 잘 바꿀 수 없게 되면 몸은 부족한 에너지 대신에 근육과 지방을 에너지로 바꿔 사용하려고 합니다. 이렇게 되면 잘 먹고 있는데도 급격하게 살이 빠집니다.

소변 횟수나 양이 증가한다

신장이 과잉 상태가 된 포도당을 처리할 수 없어 소변과 함께 배출하려고 하므로 소변을 보는 횟수나 양이 증가합니다. 소변에 다량의 당이 포함되어 있어서 소변에서 단내가 난다고 느껴지는 경우가 있습니다.

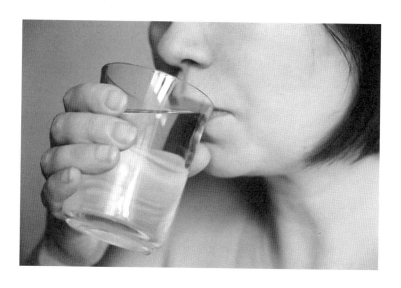

당뇨병은 초기에 몸이 아픈 자각증상이 거의 없기 때문에
방치하기 쉽다. 하지만 그렇게 방치하는 순간,
당뇨병은 조용하고 확실하게 진행된다.

목이 마르다

소변 횟수나 양이 늘어나 몸에서 다량의 수분이 배출되므로 탈수 증상이 생기고 이상하게 갈증이 납니다. '목이 마르다 ➡ 대량의 수분 섭취 ➡ 소변 횟수 증가 ➡다시 목이 마르다'기 반복되는 전형적인 당뇨병 증상입니다.

몸이 무겁고 쉽게 지친다

인슐린 작용 부족으로 당분을 에너지로 잘 바꾸지 못하기 때문에 피로가 누적된 것 같은 느낌이 들고 온몸이 나른한 증상이 나타납니다. 식후에 맹렬한 졸음이 덮쳐오는 경우도 많습니다.

온몸에 다양한 손상을 입기 시작한다

경계형 당뇨병 단계에서부터 몸에 다양한 손상이 소리 없이 다가옵니다. 그야말로 큰 병에 걸리기 일보 직전이랄까요. 특히 걱정되는 증상은 다음과 같습니다.

① 혈압이 상승한다.

혈당이 올라가면 인슐린이 많이 분비되는데, 다량의 인슐린은 교감신경을 긴장시켜서 혈압을 높이기도 합니다. 또한 나트륨 대사와 신장 기능 등에 영향을 미치고 혈관에 수분이 쌓이기 쉬워져 혈압이 상승합니다.

② 살이 찌기 쉽다.

몸이 정상이면 혈당이 낮을 때 배가 고프고 식사 후에 혈당이 높아지며, 인슐린 작용을 통해 적정 혈당치로 유지됩니다. 그러나 경계형 당뇨병 상태라면 정상일 때만큼 인슐린이 잘 작용하지 않아 고혈당 상태가 계속되므로 공복과 포만감 신호가 흐트러집니다.

신호가 흐트러지면 음식을 섭취한 지 얼마 지나지 않았는데도 배가 고프거나 에너지가 부족하다고 느낍니다. 이렇게 되면 이유 없이 탄수화물이나 단 음식이 먹고 싶고, 과식을 해서 체중이 증가하게 됩니다. 인슐린 저항성(인슐린의 작용이 저하되는 것)이 높아져 '혈당 수치 상승 ➡ 다시 신호가 흐트러짐 ➡ 과식 ➡ 다시 살이 찐다'라는 악순환에 빠집니다.

③ 혈액이 끈적끈적해진다.

혈당 수치가 기준치를 초과한 사람은 혈액 속 당이 과하게 많을 뿐 아니라 콜레스테롤이나 중성지방도 너무 많아서 이상지질혈증이 발생하는 예가 적지 않습니다. 당과 지질이 너무 많으면 혈액은 끈적끈적해집니다. 혈관 속 가득히 부유하는 당이나 지방은 온몸의

| 경계형 당뇨병부터 몸의 손상이 시작된다 |

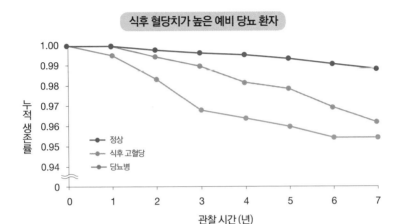

식후 혈당치가 높은 예비 당뇨 환자

누적 생존률

- 정상
- 식후 고혈당
- 당뇨병

관찰 시간 (년)

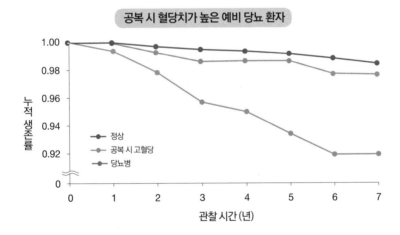

공복 시 혈당치가 높은 예비 당뇨 환자

누적 생존률

- 정상
- 공복 시 고혈당
- 당뇨병

관찰 시간 (년)

야마가타 현 후나가타 마을의 40세 이상 주민 2,651명을 대상으로, 검진 결과가 '정상'인 그룹, '예비 당뇨 환자(경계형 당뇨병)'인 그룹, '당뇨병'인 그룹으로 나누어 이 중 몇 명이 심근경색 등의 심혈관 질환으로 사망했는지 7년간 추적조사 했다. 식후 고혈당인 예비 당뇨 환자는 정상인 사람에 비해 사망률이 약 2.2배 높았다. 그래프 아래로 갈수록 사망률이 높아진다. (출처: 학술지 Diabetes Care. 1999;22:920-4)

혈관 구석구석까지 손상을 입힙니다. 손상된 혈관은 동맥경화를 일으켜 점차 노화됩니다.

혈관이 동맥경화를 일으킨다는 것은 **심장이나 뇌의 혈관 질환에 걸리기 쉽다는 이야기입니다.** 경계형 당뇨병인 사람은 정상 혈당인 사람보다 심혈관 질환에 의한 사망이 2.2배나 많다는 데이터도 있습니다.

내 몸은 지금 어떤 상태일까?

고혈당 상태에 대해 지나치게 걱정하고 우려하는 것도 건강에 도움이 되지 않지만, 충분히 대비하지 않고 방치하는 것은 더 큰 문제가 됩니다. 당뇨병 고위험군에 속한다면 반드시 정기적으로 혈당검사를 해서 내 몸을 점검해야 합니다. 또한 당뇨병 발병 위험을 높이는 요인이 있다면 없애거나 줄여나가야 합니다.

이를 위해 현재 내 몸이 어떤 상태인지 아는 게 중요합니다. 당뇨병의 위험을 높이는 요인은 없는지 확인해봅시다. 발병 위험을 높이는 요인은 크게 두 가지로 나뉩니다.

유전적 요인

부모에게 물려받은 유전자가 가져오는 성질입니다. 만약 **부모, 형제**

자매, 조부모 등 가까운 혈연관계에서 당뇨병인 사람이 있다면 주의가 필요합니다. 당뇨병에 걸리기 쉬운 체질일 가능성이 큽니다.

환경적 요인

비만, 과식, 운동 부족, 수면 부족 등 생활습관이 흐트러져 있다면 위험은 커집니다. 또한 다양한 **육체적·정신적 스트레스**도 커다란 환경 요인이 됩니다. 스트레스를 강하게 받는 상황이 계속되면 인슐린의 기능을 떨어뜨리는 호르몬이 분비되어 혈당이 상승하기 때문입니다. 이외에 스테로이드제제나 혈압 강하제 복용, 임신, 잦은 음주 등도 당뇨병을 일으키는 원인이 될 수 있습니다.

당뇨병 발병 위험을 높이는 요인이 많다고 해도 절대 포기하지 마세요. 유전적 요인은 자신의 힘으로 바꿀 수 없지만, 환경적 요인은 노력으로 얼마든지 바꿀 수 있습니다.

당뇨병은 대표적인 생활습관병인 만큼 유전적 요인에 대해 지나치게 걱정하기보다는 생활습관을 비롯한 사회 환경적 요인을 최소화하는 것이 더 중요합니다. 예비 당뇨 환자의 경우 식사와 운동, 체중감량 등의 생활습관 대책을 취한 사람은 취하지 않은 사람에 비해 2형 당뇨병 발병을 29~67% 예방할 수 있다고 합니다. **생활습관을 개선해 혈당을 낮추는 것은 만국 공통으로 당뇨병을 예방하는 최고의**

방법입니다.

최근에는 약으로 2형 당뇨병의 발병을 예방하는 방법도 있습니다. 식후 고혈당인 사람에게 의료 보험이 적용되는 '보글리보스'라는 경구용 혈당강하제를 처방하는 것인데, 이 약의 당뇨병 예방 효과는 40.5% 정도입니다.

숫자에서도 알 수 있듯이 약의 예방 효과는 확실하게 생활습관을 개선한 효과와 그다지 차이가 나지 않습니다. 또 약을 먹는다고 해도 생활습관을 개선하지 않으면 효과는 기대할 수 없습니다.

그렇다면 불필요한 의료비를 들이는 것보다 생활습관을 바꾸고 실천하는 편이 훨씬 자신에게 이로울 것입니다. 스트레스는 그때그때 풀고, 적절한 식사와 운동으로 비만에 주의한다면 당뇨병을 예방하고 치료할 수 있습니다.

| 주변에 있는 당뇨병 위험 요인 |

유전적 요인

☐ 가족이나 혈연관계의 친족 중 당뇨병인 사람이 있다.

환경적 요인

☐ 아침밥을 먹지 않는다.

☐ 채소나 해조류는 거의 먹지 않는다.

☐ 항상 배가 부를 때까지 먹는다.

☐ 술을 많이 마신다.

☐ 매일같이 간식을 먹는다.

☐ 기름진 메뉴를 좋아한다.

☐ 단 음식을 좋아한다.

☐ 탄산음료를 자주 마신다.

☐ 저녁식사 시간이 늦고 많이 먹는다.

☐ 식사 시간이 불규칙하다.

☐ 운동 부족이다.

☐ 느긋하게 휴식을 취하는 날이 적다.

☐ 스트레스가 쌓여 있다.

☐ 나이가 40세 이상이다.

☐ 비만 체형이다.

☐ 임신 중에 혈당치가 높아졌다.

자신에게 당뇨병의 위험 요인이 어느 정도인지 확인해보자. 비만도가 높을수록 발병 확률이 높다.

당뇨병보다 더 무서운 당뇨병 합병증

당뇨병에 걸려도 식사나 운동 등 생활습관을 개선하고 혈당을 잘 조절한다면, 건강한 사람과 다르지 않게 생활할 수 있습니다. 실제로 이렇게 지내는 사람들도 많습니다.

그러나 역시 당뇨병에 걸린다는 것은 꽹장히 성가신 일입니다. **당뇨병의 가장 큰 위협은 혈당 조절이 잘 안 될 때 생기는 다양한 합병증입니다.**

혈당이 높은 상태로 생활하면 온몸의 혈관이 너덜너덜해집니다. 또 말초신경이나 자율신경 등 온몸의 신경도 손상됩니다. 온몸을 연결하는 혈관과 신경이 손상되기 때문에 몸의 여러 부분과 장기에 다양한 장애가 발생합니다. 이것이 당뇨병의 만성 합병증입니다. 만성 합병증에는 말초혈관 장애(가는 혈관에 생기는 합병증)와 대혈관 장애(두꺼운 혈관에 생기는 합병증), 두 가지가 있습니다.

말초혈관 장애가 오면 미세한 혈관이 손상되어 혈류가 나빠지고 **말초혈관이 집중된 눈, 신장, 신경계가 손상**됩니다. 그리고 대혈관 장애가 오면 뇌졸중, 협심증, 심근경색, 폐쇄성 동맥경화증 등 중증의 혈관 질환이 발생하기 쉽습니다.

이외에 **당뇨병 혼수**라는 의식 장애가 일어나는 당뇨병 케톤산증, 순환 기능 상실을 초래하는 고삼투압성 고혈당 증후군 등의 급성 합병증도 있습니다. 만성 합병증도, 급성 합병증도 삶의 질을 굉장히 떨어뜨리고 수명을 단축시킵니다.

당뇨병은 다양한 합병증을 유발하는 무서운 질환입니다. 합병증은 한 번 생기면 치료가 매우 어렵고, 증상이 있어 병원을 찾을 때는 원래대로 회복이 어렵습니다. 조기에 발견하고 빠른 대책을 마련해서 심한 합병증으로 고통받지 않도록 하는 것이 무엇보다 중요합니다.

◆ 당뇨병 발병 후 10~15년 지나면 나타나는 3대 합병증 ◆

당뇨병성 망막병증

모세혈관이 파열되는 등 망막에 산소나 영양 공급이 부족해서 일어납니다. 당뇨병을 **치료하지 않으면 20년 후에는 70%의 환자에게 발생**한다고 알려져 있으며 진행되면 실명합니다.

당뇨병성 신증

고혈당 상태가 계속되면 신장 사구체의 모세혈관이 점점 손상되며, 그로 인해 혈액의 여과 기능이 제대로 작용하지 않아서 발병합니다. 진행되면 신부전을 일으켜 인공 투석이 필요해집니다.

당뇨병성 신경병증

당뇨병이 발병한 지 5~10년 정도 되는 환자 가운데 약 30%에서 증상이 나타나기 시작합니다. 말초신경이나 자율신경이 손상되어 손발 저림과 통증, 현기증, 감각 이상 등이 온몸에 나타납니다. 심해지면 발끝이나 손에 괴저를 일으킵니다.

합병증의 대표적 신호들

일본 후생노동성의 2016년 '국민 건강·영양 조사'에 따르면, 현재 일본에서 '당뇨병이 강하게 의심되는 사람'은 약 1,000만 명, '당뇨병 가능성을 부정할 수 없는 사람'은 약 1,000만 명으로 추산된다고 합니다.*

---

* 2018년 대한당뇨병학회 자료에 따르면 국내 당뇨병 환자는 약 500만 명으로 추정되고 있다. 30세 이상 성인 7명 중 1명(14.4%)이 당뇨병을 갖고 있으며, 4명 중 1명(25.3%)은 공복혈당장애에 해당된다고 한다. 870만 명이 당뇨병 고위험 상태에 노출되어 있는 '당뇨 대란'의 시대인 것이다._편집자주

또 후생노동성의 '인구 동태 통계 개황'에 의하면 2015년 한 해 동안 당뇨병으로 사망한 사망자 수는 1만 3,327명으로 남성은 7,125명, 여성은 6,202명이라고 합니다.

이렇게 생명과 관련이 있는 이유는 당뇨병 합병증이 위중한 병이 되기 때문입니다. 여러 합병증이 동시다발적으로 나타나기 때문에 더욱 위험합니다. 다음과 같은 자각증상이 있으면 당뇨병이 악화되고 있을 가능성이 있습니다.

시력이 떨어지고 눈이 침침해진다

갑자기 시력이 떨어졌거나 눈이 쉽게 피로해지고, 눈이 침침하며 안경을 써도 잘 보이지 않는 등의 자각증상이 있는 경우 **당뇨병성 망막병증**을 의심할 수 있습니다.

상처가 잘 낫지 않고 쉽게 곪는다

몸의 저항력이 떨어져 상처가 잘 낫지 않거나 쉽게 곪습니다.

손발이 저린다

당뇨병성 신경병증 때문에 지각신경이 손상되어 손발이 찌릿찌릿 저리거나 따끔따끔 아프거나 합니다.

현기증

당뇨병성 신경병증 때문에 자율신경이 손상되어 현기증을 일으키기 쉽습니다. 그 밖에 자율신경이 흐트러져서 **다량의 땀**을 흘리거나 **얼굴 화끈거림, 오한, 변비, 설사 등의 증상**이 나타날 수 있습니다.

다리가 붓는다

당뇨병성 신증 때문에 수분 배출이 잘 안 되어 다리가 붓고 혈압이 상승합니다.

음부가 가렵고 무좀이 생긴다

몸의 저항력이 떨어져서 다양한 감염증에 걸리기 쉬워집니다. 여성은 칸디다 등의 진균(곰팡이)이 번식해서 음부에 강한 가려움을 느끼는 예도 있습니다. 무좀에 걸리기도 쉽습니다.

| 온몸을 노리는 당뇨병 합병증 |

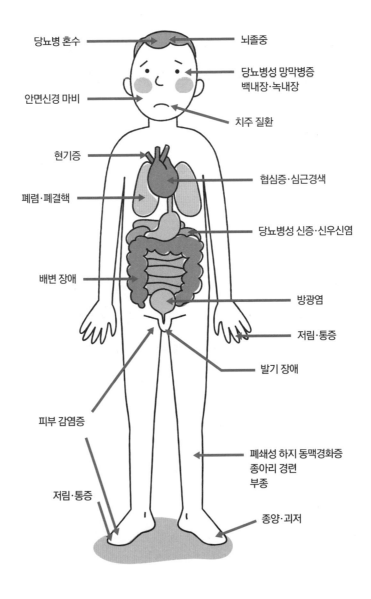

당뇨병 혼수

뇌졸중

당뇨병성 망막병증
백내장·녹내장

안면신경 마비

치주 질환

현기증

협심증·심근경색

폐렴·폐결핵

당뇨병성 신증·신우신염

배변 장애

방광염

저림·통증

발기 장애

피부 감염증

폐쇄성 하지 동맥경화증
종아리 경련
부종

저림·통증

종양·괴저

숨은 당뇨, '혈당 스파이크'를 조심하라

분명히 당뇨병은 아닌데 이상하게 식후 단시간만 혈당이 기준치를 초과해 비정상적으로 급상승하는 사람이 있습니다. 이렇게 식사 후 급격하게 나타나는 혈당의 상승을 '식후 고혈당' 또는 '혈당 스파이크'라고 합니다. 또 이와 같은 상태를 '숨은 당뇨병'이라고 부르기도 합니다. 곤란하게도 혈당 스파이크가 일어나고 있는지에 대한 확실한 자각증상은 없습니다.

숨은 당뇨병은 8시간 금식 후 실시하는 일반 건강검진에서는 좀처럼 발견하기 어렵습니다. 혈당 스파이크가 일어난 사람은 식후 1~2시간의 혈당이 급격하게 높아졌다가 그 후에 정상으로 돌아가니, 일부러 식후 1~2시간의 혈당을 알아보지 않으면 혈당 스파이크가 일어나고 있는지 알 수 없는 것입니다.

하단의 그래프에서 알 수 있듯이 건강한 사람은 하루 동안 혈당이 완만하게 오르내립니다.

그러나 혈당 스파이크가 일어나는 숨은 당뇨병 환자는 식후에만 혈당이 **가파른 산처럼 급상승합니다.** 이때 혈당 수치가 140mg/dL 이상이면 혈당 스파이크라고 판단할 수 있습니다.

혈당 스파이크가 일어나는 숨은 당뇨병은 당뇨병이 아닌 남녀노소, 모든 세대, 누구에게나 일어날 수 있습니다. 일본에서는 잠재적인 환자 수가 약 1,400만 명이라고 합니다.

문제는, 혈당이 비정상적으로 급상승하는 사람은 매일 식사를 할

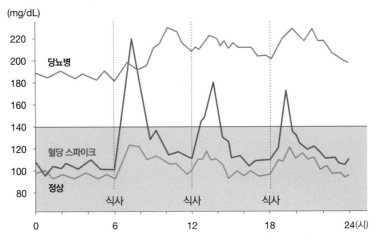

건강한 사람의 혈당은 완만하게 오르내리지만 혈당 스파이크가 일어난 사람은 식후 혈당이 가파른 산처럼 급상승한다. 혈당 수치가 140mg/dL 이상으로 급상승하면 '혈당 스파이크'라고 판단할 수 있다.

때마다 몸속의 혈관이 손상될 우려가 있다는 사실입니다.

혈당 스파이크가 일어나면 왜 혈관이 손상되는 것일까요?

그것은 혈당의 급격한 오르내림에 의해 세포를 손상시키는 유해 물질인 **활성산소가 대량으로 발생**하기 때문입니다. 활성산소가 혈관 내 세포를 손상시키면 이를 수복하려고 면역세포가 모여듭니다. 면역세포는 혈관 벽 안쪽으로 들어가 벽을 두껍게 만들며 혈관을 좁혀가는데, 이것이 동맥경화로 이어집니다. 혈관 여기저기에서 동맥경화가 진행되면 생명을 위협하는 심근경색이나 뇌경색이 발병할 가능성이 커집니다.

또 혈당이 급상승하면 인슐린이 다량으로 분비되는데 인슐린이 과다 분비된 사람의 뇌 속에는 '아밀로이드 베타'라는 물질의 축적이 진행되었을 가능성이 큽니다. 이 물질은 알츠하이머 치매의 원인일 뿐 아니라 뇌의 신경세포를 사멸시키는 해로운 노폐물입니다. 아울러 인슐린은 세포를 증식하는 작용을 하므로 암세포의 증식도 촉진한다고 알려져 있습니다.

당화혈색소가 중요하다

누구에게나 일어날 수 있는 혈당 스파이크. 과연 나는 괜찮은 것일까요? 확실히 알지 못하는 상태로는 걱정이 됩니다.

다행히 혈당 스파이크가 일어나고 있는지의 기준이 되는 건강검진 항목이 있습니다. 혈당검사 시 기록하는 항목 중 '당화혈색소(헤모글로빈A1c)' 부분을 확인해보면 됩니다. **당화혈색소 수치가 5.8% 이상이라면 혈당 스파이크가 일어났을 가능성이 큽니다. 5.6~5.9%라면 미래에 당뇨병에 걸릴 위험이 크고, 6.1% 이상이면 당뇨병이 의심된다고 볼 수** 있습니다.

혈색소란 적혈구 속 단백질의 일종으로, 온몸의 세포에 산소를 보내는 역할을 합니다. 이 혈색소와 혈액 속 포도당이 달라붙으면 당화혈색소라는 물질이 됩니다. 당화혈색소 수치는 전체 혈색소 중 당화혈색소가 어느 정도 비율로 존재하는지를 나타냅니다.

혈액 속 포도당 농도가 높으면, 즉 혈당이 높은 상태라면 전체 혈색소 속 당화혈색소의 비율이 높아져 당화혈색소의 수치도 높아집니다.

혈색소가 만들어지고 파괴될 때까지의 수명은 약 120일입니다. 당화된 혈색소는 적혈구 수명이 다할 때까지 원래대로 돌아가지 못합니다. 또 당화혈색소는 검사 당일의 식사나 운동에는 영향을 받지 않습니다. 이러한 성질 때문에 **당화혈색소 수치로 최근 2~3개월 동안의 혈당 상태가 어떠했는지를 알 수 있습니다.**

당뇨병 여부를 확정 짓는 것은 건강검진 등의 항목에 있는 '포도당 부하 검사'입니다. 이 테스트로도 혈당 스파이크가 발생하고 있는지를 확실히 알 수 있습니다.

Part 1 왜 혈당치를 낮춰야 하는가

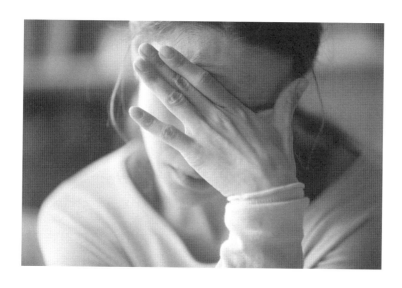

'혈당 스파이크'는 온몸의 혈관을 손상하고
동맥경화를 일으킨다.
뇌 질환이나 심장 질환, 암, 치매 등도 유발한다.

뚱뚱하지 않아도 당뇨병에 걸린다?

비만도를 나타내는 지표로 사용되는 BMI(Body Mass Index)가 '25 미만'인 보통 체중이라면 고혈당이나 당뇨병은 걱정 없다고 생각하기 쉽지만, 안타깝게 그렇지도 않습니다. 비만까지는 아닌 보통 체형의 사람이라 해도 당뇨병에 걸리는 일이 적지 않습니다. 그 원인은 여분의 지방과 관련이 있습니다.

지방의 과잉 축적이 초래하는 고혈당

비만은 몸에 여분의 지방이 쌓이는 것인데, 그 여분의 지방이 쌓인 위치에 따라 '동소성 지방'과 '이소성 지방', 두 가지로 분류할 수 있습니다.

동소성 지방은 원래 지방을 축적하기 위한 지방세포가 있고, 거기에 지방이 쌓인 피하지방이나 내장지방을 말합니다. 반면, 이소성 지방은 지방이 존재하지 않는 조직의 세포에 지방인 쌓인 것을 말하지요. 피하지방이나 내장지방으로 자리 잡지 못한 잉여 지방이 췌장, 근육, 간, 심장의 혈관 주변으로 옮겨져 과잉 축적된 것입니다. '지방간' 등이 대표적인 예입니다.

피하지방은 우리 몸이 기아 상태에 대처하기 위해 축적해두는 지방으로, 외부 충격으로부터 몸을 보호하는 쿠션 역할을 합니다. 피부 위에서 손가락으로 집을 수 있고, 여성에게 축적되기 쉬운 지방입니다.

내장지방은 내장 사이사이에 축적되는 지방으로 바이러스 등의 이물질이 몸으로 들어가는 것을 막는 방어막 역할을 합니다. 과식하면 축적되기 쉬우나, 식생활 개선과 운동 등으로 비교적 쉽게 줄일 수 있는 지방입니다. 피하지방이나 내장지방은 과하게 축적되지만 않는다면 우리 몸을 지키고 유지하는 데 필요합니다.

그러나 **내장지방이 과잉 축적되어 복부비만이 되면 문제가 발생**합니다. 내장지방에서 TNF-α나 리지스틴 같은 인슐린 작용을 방해하는 호르몬을 대량 분비하여 '인슐린 저항성 당뇨병'이나 이상지질혈증, 협심증 등의 대사증후군을 일으키기 때문입니다. 또한 쌓이지 말아야 할 곳에 쌓인 **이소성 지방은 장기가 가진 본래의 기능을 악화**

시킵니다. 따라서 2병 당뇨병 발병을 예방하기 위해서는 복부비만과 이소성 지방의 축적을 막는 것이 매우 중요합니다.

겉으로 보기엔 평균이거나 마른 체형에 가까운데 당뇨병인 분들이 있습니다. 흔히 '마른 당뇨인'이라 부르는데, 이런 환자는 이소성 지방이 원인인 경우가 많습니다. 마른 체형에도 이소성 지방은 쌓이는 것이지요. 이런 분들은 **허리둘레에 각별히 주의를** 기울여야 합니다.

에너지 절약 체질은 당뇨병에 걸리기 쉽다

한국인이나 일본인 중에는 그렇게 뚱뚱하지 않은데도 내장지방이나 이소성 지방이 쌓인 사람이 적지 않습니다. 그 주된 원인은 검약 유전자와 식생활의 서구화 때문입니다.

아메리카 대륙의 피마 인디언은 비만이나 당뇨병이 아주 많은 민족으로 알려져 있습니다. 그들의 유전자에는 'β3-아드레날린 수용체'라는 유전자의 변이가 약 30%나 높은 비율로 발견되고 있습니다. 일반적으로 β3-아드레날린 수용체는 지방 조직의 지방을 분해하고, 그때 에너지를 소비하는 열 생산 작용을 일으킵니다. 그런데 이것이 변이되면 지방 분해가 잘 되지 않아 쉽게 당뇨병에 걸리게 됩니다.

이처럼 변이를 일으킨 유전자를 '검약 유전자'라고 합니다. 이는 최소한의 에너지로 생명을 유지하거나 몸을 움직일 수 있도록 남은 에너지를 몸에 축적해두는 유전자입니다. 음식물이 적어도 생명을 유지하고 생활할 수 있으므로 검약 유전자가 있다면 에너지 절약 유형인 '연비가 좋은 몸'이 됩니다.

연구를 통해 일본인에게는 $\beta3$-아드레날린 수용체 유전자 변이를 가진 사람이 3명 중 1명이라는 사실을 알 수 있었습니다. 이 유전자 변이를 가진 사람은 유전자가 없는 사람에 비해 기초대사량이 200kcal나 줄어든다는 사실도 확인할 수 있었습니다.*

일본의 식생활은 고도 성장기 이후 서구화되었습니다. 서양의 식사는 열량이 높고 유지를 잔뜩 포함하고 있습니다. **검약 유전자를 가진 에너지 절약 체질이라면 고열량 음식에서 초과된 지방이 내장지방이나 이소성 지방으로 옮겨가 축적되기 쉽습니다.**

한편, 미국인 중에 체중이 100kg, 200kg대인 사람이 드물지 않은 것은 인슐린을 계속해서 내보내는 힘이 강해 피하지방을 쉽게 축적하기 때문입니다. 일본인은 서양인보다 피하지방을 축적하기 어려운 체질이라서 인슐린을 계속 내보내는 힘이 약합니다. 과식으로 살이 찌게 된 후 10년이 지나고 나면 인슐린을 다 써버린 사

---

* Yoshida T, Sakane N et al. Mutation of $\beta3$-adrenergic-receptor gene and response to treatment of obesity. Lancet. 346 (8987) : 1433-1434, 1995

람이 대부분입니다. 이런 까닭에 일본인은 별로 살이 찌지 않았어도 당뇨병 같은 생활습관병에 걸리기 쉬운 것입니다.

내장지방도, 이소성 지방의 대표라고 할 수 있는 지방간도 식사와 운동으로 체중 관리를 하면 개선할 수 있습니다. 체지방이 빠지면 혈당이 개선되는 효과를 볼 수 있습니다.

약으로는 당뇨병의 진행을 막을 수 없다

한국이나 일본 당뇨병 환자의 95%는 식습관과 생활습관에 그 원인이 있습니다. 그렇기 때문에 초기에는 그것만 바꿔도 충분히 혈당 조절이 가능합니다. 스스로 혈당을 조절할 수 있게 되면 매일 약을 먹어야 하는 불편함은 물론, 만성피로와 각종 합병증의 두려움에서 벗어날 수 있습니다.

5년째 당뇨약을 복용 중인 40대 남성 환자가 찾아왔습니다. 약을 먹어도 혈당 조절이 잘 안 되는 게 고민이라고 했습니다.

나는 몇 가지 질문을 통해 그가 큰 대기업에서 중책을 맡느라 늘 야근에 술자리 회식이 잦다는 걸 알았습니다. 그와 같은 불규칙한 생활과 음주, 스트레스 때문만으로도 혈당 조절이 쉽지 않았을 것이라 짐작되었습니다.

나는 그 환자에게 지금부터 혈당 조절에 각별히 신경 쓰지 않으면 머지않아 합병증이 올 수 있음을 알렸습니다. 생활리듬을 바로잡고 식이 조절로 뱃살만 조금 빼도 혈당이 개선될 수 있으니 노력해볼 것을 권유했지요. 그러자 그가 조금 피곤한 듯 말했습니다.

"그냥 약을 한 알 더 늘리면 안 될까요? 약만 잘 먹으면 될 텐데, 굳이 식이 조절을 해야 할까요?"

물론 당뇨약은 효과가 매우 탁월해서 복용만 잘 한다면 별 문제가 없어 보입니다. 하지만 정말 아무 문제가 없을까요?

당뇨병에 처방되는 약은 치료제가 아닙니다. 높은 혈당 수치를 적정 범위 내로 붙잡고 있는 것일 뿐, 당뇨병 자체를 치료해주지 않습니다. 더구나 먹어야 하는 약의 종류가 해가 갈수록 늘어납니다.

당뇨병에 처방되는 약은 췌장을 억지로 자극하거나 장의 일을 방해해서, 혹은 호르몬의 작용을 억제시켜서 혈당을 떨어뜨립니다. 인체의 자연스러운 생리현상을 거스르는 일을 하는 셈입니다. 그러니 약에 의존하면 할수록 췌장은 망가지고 몸의 면역력은 점점 더 떨어질 수밖에 없습니다.

더 큰 문제는, 장기간 당뇨약을 복용할 경우 더 이상 약효가 들지 않는 때가 온다는 것입니다. 장기간 고농도로 투약한 당뇨병 환자의 30%는 췌장 기능이 망가져 결국 인슐린 주사를 맞게 된다는 연구 결과가 있습니다. 주사로 혈당을 조절해야 한다면 췌장 기능은

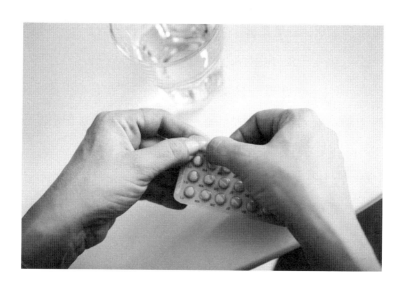

당뇨병에 처방되는 약은 치료제가 아니다.
높은 혈당 수치를 적정 범위 내로 붙잡고 있는 것일 뿐,
당뇨병 자체를 치료해주지는 않는다.

거의 소실되었다고 봐도 무방합니다. 이후에는 무시무시한 합병증이 기다리고 있습니다.

혈당, 약 없이 스스로 조절할 수 있다

"혈당이 좀 높네요. 관리하시는 게 좋겠습니다."

지금까지는 이런 말을 듣고 무시해도 사는 데 별 문제가 없었을지 모릅니다. 하지만 이제부터는 달라져야 합니다. 무엇을 어떻게 먹을지, 생활습관은 어떻게 바로잡을지 관리해야 합니다.

혈당 조절의 중요성을 받아들이고 일찍부터 관리하는 사람과 아닌 사람의 미래는 상상할 수 없을 정도로 차이가 납니다.

약만 믿고 아무것도 하지 않는 당뇨병 환자도 마찬가지입니다. 의사나 약이 여러분의 혈당을 평생 조절해줄 수 없습니다. 스스로 혈당을 다스리는 방법을 배워야 합니다. 그것이 가장 강력하고 안전한 치료제입니다. **혈당 수치가 잘 조절되면 약을 줄이거나 끊을 수도 있습니다.** 평생 혈당 걱정 없이 살 수 있습니다.

하고자 하는 의지만 있다면, 분명 약 없이 혈당을 조절할 수 있습니다. 이제부터 여러분에게 그 방법을 알려드리도록 하겠습니다.

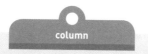

구강 관리도 혈당 상승과 관련이 있다

당뇨병 환자의 70~80%는 합병증의 하나로 알려진 치주 질환을 앓고 있습니다. 당뇨병에 걸리면 타액의 분비량이 저하되어 입안이 건조해지기 쉽고, 오염되기도 쉽습니다. 또한 면역력이 저하되기 때문에 염증도 잘 생기고, 이로 인해 치주 질환에 잘 걸리게 됩니다. 치주 질환부터 골치 아픈 감염증까지 다양한 위험에 노출되는 데 반해 치료가 잘되지 않는 게 문제입니다.

치주 질환과 당뇨병은 서로 영향을 미칩니다. 치주 질환이 생기면 당뇨병 증상이 악화하며, 치주 질환을 치료하면 당뇨병도 개선된다는 것이 최근 많은 연구 결과로 밝혀졌습니다.

치주 질환 균은 부은 잇몸에서 혈관 속으로 침입해 온몸을 돌아다닙니다. 혈관 속으로 들어간 세균은 대개 사멸하지만 균체 밖으로 독소가 분비되지 않는 내독소를 가진 치주 질환 균의 사해가 남아 혈당에 악영향을 줍니다. 혈액 속 내독소는 지방 조직이나 간에서 'TNF-α'라는 물질을 많이 만들어냅니다. TNF-α는 혈액 속 당분의 흡수를 억제하는 작용을 하기 때문에 결과적으로 혈당이 올라가는 것입니다.

매일 식후에는 칫솔과 치실 등으로 꼼꼼히 양치를 하고 치과 정기 검진으로 치주 질환을 예방한다면 혈당 상승을 억제하는 데 도움이 될 수 있습니다.

약을
사용하지 않고
혈당을 낮추는
9가지 포인트

· 식전 양배추 먹기와 식사 요령 ·

93%의 성공률,
누구나 간편하게 할 수 있다!

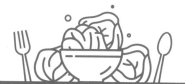

귀찮은 열량 계산은 필요 없다!

요 몇 년 사이에 살을 빼려면 열량(칼로리)보다도 당질에 주의해야 한다고 많이 이야기하고 있습니다. 확실히 혈당을 올리는 것은 당질입니다. 하지만 그렇다고 해서 열량을 무시할 수 있는 것은 아닙니다. 몸에 받아들인 열량보다 소비한 열량이 적으면 아무리 당질을 제한해도 결국 살이 찌기 때문입니다. 중요한 건, '밸런스'입니다.

일반적으로 당뇨병 환자에게 하는 식사 지도는 열량 계산부터 시작합니다. 그러나 내 경우는 다릅니다. 열량 계산은 필요 없습니다. 왜냐하면 누구나 귀찮은 일은 하기 싫어하므로 오래 계속하지 못하기 때문입니다.

처음에 열심히 노력해서 살을 빼도 계속하지 못하고 요요현상을 겪게 되면, 인슐린 분비량이 큰 폭으로 감소하여 당뇨병에 걸리고 맙니다.

배고프지 않게 먹으며 혈당을 조절하자

2년 동안 미국에서 비만 치료에 관해 공부하고 귀국해 일본 최초라 불리는 비만 외래를 설립한 초반의 일입니다. 아직 30대 중반이었던 나는 환자에게 진료 후 별실에서 영양사에게 각각의 상태에 맞는 식사 지도를 받게 했습니다. 이는 표준 진료법입니다. 그러나 이 방법으로 체중을 감량한 사람은 내가 진찰한 환자 가운데 17%에 불과했습니다. 20%에도 미치지 못한 것입니다.

열량 계산을 기본으로 하는 식사 지도는 아무래도 영양사에게 맡겨버리게 됩니다. 그런데 그것이 잘못이었습니다. 먼저 내가 환자와 마주하여 어떤 식생활을 하고 있는지 파악했어야 합니다.

뒤늦게 깨닫고 적극적으로 환자들과 대화를 나눈 결과, 공통된 애로사항 한 가지를 알 수 있었습니다.

많은 사람이 '식사 지도를 지키면 살이 빠진다는 것을 알고 있지만 배가 고파서 힘들다'라고 호소했습니다. 그것은 소식을 권하는 당뇨병 환자에게도 마찬가지였습니다.

공복감은 커다란 스트레스가 됩니다. 지금까지 보통 사람 이상으로 먹으며 생활해온 환자에게 '배고픔을 견디세요'라고 말한다 한들 오래 지속할 리가 없습니다. 식단 조절을 계속하게 하려면 귀찮은 열량 계산이 없고 공복감도 없어야 합니다.

그러나 과연 그런 방법이 있을까요?

나는 밤낮으로 고민했습니다.

지금 내가 비만이나 당뇨병 환자에게 추천하는 방법은 **식사 전에 생양배추를 먹기, 단백질을 반드시 섭취하기, 밥은 가볍게 한 공기, 간식은 주먹 크기의 과일을 하루에 2개까지 먹기**입니다. 단지 이것뿐인 간단한 방법입니다.

처음 10분 동안 생채소를 먹는 것으로 포만중추가 자극을 받기 때문에 공복감은 사라집니다. 귀찮은 열량 계산도 필요 없어서 많은 환자가 실천하고 있으며, 이를 통해 혈당 조절에 성공하고 있습니다.

배부르게 먹으면서 혈당을 낮추는 포인트 9가지를 좀 더 자세히 설명하면 다음과 같습니다.

자신의 적정 체중을 안다

혈당 수치가 높은 사람은 대부분 비만인 경향이 있습니다. 비만이란 체중이 많이 나가는 것뿐 아니라 체지방이 과잉 축적된 상태를 말합니다.

비만 판정에는 BMI(Body Mass Index, 체질량 지수)를 이용하는데, 이 수치가 18.5 미만이면 마른형, 18.5~25 미만이면 보통형, 25 이상이면 비만입니다.* 더불어 고혈당이나 고혈압, 고콜레스테롤 혈증, 협심증, 무릎 통증, 요통, 수면 무호흡증, 지방간이라는 증상이 나타나면 비만이라고 진단받습니다.

일본에서는 BMI 35 이상을 고도비만이라고 부릅니다. 40~59세

* 대한비만학회에서는 18.5 미만은 저체중, 18.5~23 미만은 정상, 23~25 미만은 과체중, 25~30 미만은 비만, 30 이상은 고도비만으로 정의하고 있다._편집자주

의 일본인 남녀를 10년간 추적한 국립국제의료연구센터의 조사에 따르면 BMI가 1(㎏/㎡) 늘어나면 2형 당뇨병의 발병 위험이 17% 상승한 다고 합니다.

BMI를 산출하려면 먼저 자신의 체중부터 알아야 합니다. 체중이 정상 범위 내인지, 조금 살이 쪘는지, 너무 살이 쪘는지 정확히 알 필요가 있습니다. '요즘 살이 쪘어'라고 생각하면서도 그 현실을 받아들이고 싶지 않아서 혹은 체중계에 올라가는 것이 두려워서 체중을 재지 않는다는 사람도 있는데, 비만이나 당뇨병에 걸리지 않으려면 체중계와 가까이 지내는 습관을 들이는 게 좋습니다.

비만과 체지방은 큰 관련이 있으므로 가능하다면 체조성계를 구입해서 체지방률도 파악해둘 것을 추천합니다.

체중을 2~3㎏ 감량하는 것만으로 혈당치는 바로 내려간다

나는 지금까지 5만 명이 넘는 환자를 진찰해왔는데, 그중 1만 명의 비만 환자를 치료하면서 체중을 줄이면 동시에 혈당 수치가 개선되는 것을 보았습니다. 현재 체중의 3%만 감량해도 혈당치는 내려갑니다. 예를 들어 현재 당신의 체중이 100㎏이라면 3㎏, 80㎏이라면 2.4㎏을 줄이기만 해도 됩니다.

2~3㎏ 정도 감량을 하면 비대화된 지방세포가 작아지고 내장지

> # 체중(kg) ÷ { 신장(m) × 신장(m)}
> # * BMI 25 이상이 비만

◉ 170cm에 88kg인 경우
88(kg)÷{1.7(m)×1.7(m)}≒30.44
판정 = 비만

방에서 나오는 나쁜 호르몬의 양이 줄어들거나 분비되지 않을 수 있습니다. 인슐린 본래의 효과가 발휘되는 상태로, 혈당 수치가 오른 상태였다고 하더라도 빠르게 내릴 수 있으며 당화혈색소 수치도 놀랄 만큼 개선됩니다.

이 원리를 이해하게 되면 '내장지방은 당뇨병의 적'이라고 확실히 인식하게 됩니다.

나아가 체중의 15%를 줄일 수 있다면, 초기 당뇨병의 경우 정상으로 되돌리는 것도 가능합니다.

PART 1에서도 설명했지만, 고혈당을 내버려두면 실명의 위험에 노출되거나 인공 투석이 필요해질 수 있습니다. 다리에 신경병증이 나타나면 절단해야 하는 위험도 있지요.

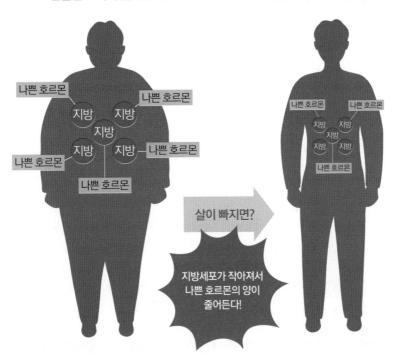

살이 찌면
인슐린 효과가 떨어진다.

살이 빠지면
인슐린 효과가 증가한다.

나쁜 호르몬   지방   지방   나쁜 호르몬
              지방
나쁜 호르몬   지방   지방   나쁜 호르몬
              나쁜 호르몬

나쁜 호르몬   나쁜 호르몬
지방   지방
지방
지방   지방
나쁜 호르몬

살이 빠지면?

지방세포가 작아져서
나쁜 호르몬의 양이
줄어든다!

비대화된 지방세포로부터
인슐린 효과를 떨어뜨리는 나쁜 호르몬
'TNF-α'와 '레지스틴'이 분비됨.

보통의 지방세포로부터
'아디포넥틴'이라는 인슐린 효과를
좋게 하는 물질이 분비됨.

물론 이러한 증상들은 약으로 조절하면 피할 수 있습니다. 그러나 더욱더 무서운 것은 혈당·콜레스테롤·혈압·체중, 이 네 가지를 조절해야 예방할 수 있는 동맥경화나 심근경색, 뇌졸중입니다. 이러한 질병은 아무런 조짐도 없이 갑자기 일어나는 경우가 많고 심한 후유증을 남기거나 생명을 위협하기도 합니다.

약을 복용해서 높아진 혈당이나 혈압·콜레스테롤 수치를 낮춘다고 해도 체중을 조절하지 못하면 당뇨병이 일으키는 다양한 합병증의 위험에 떨면서 불안하게 생활해야만 합니다.

반복해서 이야기하지만, 당뇨병 진단을 받은 사람이라 해도 BMI 25 이상인 비만 기간이 10년 이내라면 괜찮습니다. 체중을 3% 줄이는 것만으로 혈당치를 낮춰서 당뇨병을 호전시킬 수 있습니다.

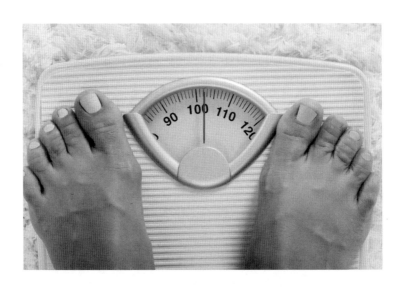

체중을 2~3kg 감량하는 것만으로도
혈당치는 바로 내려간다. 체중의 15%를 줄일 수 있다면,
초기 당뇨병의 경우 정상으로 되돌리는 것도 가능하다.

약을 사용하는 것을 당연시하지 않는다

　의학이 진보해 당뇨병 진단을 받은 사람도 약으로 혈당을 조절할 수 있게 되었습니다. 당뇨병 환자에게 사용하는 약의 종류는 다양하지만, 주된 효능은 인슐린 분비를 촉진하고 인슐린이 제대로 작용하게 하는 것과 혈액 속에 당이 너무 늘어나지 않도록 관리하는 것입니다.

　약으로 조절할 수 있다면 식이요법이나 운동은 필요 없다고 생각하는 사람도 있겠지요. 그러나 그것은 지극히 단순한 생각입니다. **약에는 부작용이 있습니다.** 예를 들어 혈당이 그다지 높지 않은 경우에도 혈당을 낮춰서 심각한 저혈당을 일으키거나, 혈당은 낮추더라도 식욕 항진을 일으켜 비만을 초래하는 일도 많습니다. 무엇보다 췌장을 망가뜨려 나중에는 인슐린 주사로 혈당 조절을 해야 하는 상황을 만들 수 있습니다.

중장년이 되면 기초대사가 떨어져 젊었을 때와 같은 식생활이나 운동량으로는 건강한 몸을 유지할 수 없습니다. 체중은 늘어나고 혈낭 수치도 올라갑니다. 혈당을 높이고 있던 지금까지의 생활습관을 개선하지 않은 채 약에만 의존해서는 혈당을 양호한 상태로 유지할 수 없습니다. 반대로, 지금 약을 먹고 있는 사람이라 해도 생활습관을 개선하고 혈당을 잘 조절하게 된다면 점점 약을 줄이거나 약을 먹지 않아도 되는 상태에 이를 수 있습니다.

내가 치료하는 환자 가운데는 '약을 매일 먹어야 하는 것이 싫어서' 또는 '약 복용의 위험성'을 알고 생활습관을 바꾼 사람이 많습니다. 당뇨병 초기 환자인 경우는 약을 끊었고, 중증 환자인 경우는 복용 중인 약을 최소한으로 줄였습니다.

사실 약을 줄인다는 것은 여러 면에서 매우 중요합니다. 약을 줄여야 저혈당 위험도 낮아지고, 고혈당으로 조직이 손상되거나 혈관이 망가져 합병증에 걸릴 가능성도 낮아질 테니까요.

그러나 혈당은 언제나 변합니다. 수치가 좋아지거나 잠시 약이 필요 없는 상태가 되었다고 해도 방심하면 체중도, 혈당 수치도 증가합니다. 이 책의 서두에서 이야기했지만 이런 반동을 불러오면 이전보다 상태가 악화되어 원래대로는 돌아갈 수 없게 됩니다.

진심을 담아 의욕 스위치를 켜자

'당뇨 합병증은 무섭지만, 설마 나에게 그런 일이 생기진 않겠지.'

막연히 이렇게 생각하고 있는 사람은 지금 당장 이 책에서 소개하는 방법들을 실천해보길 권합니다. 삶이 바뀌는 놀라운 경험을 하게 될 것입니다.

다만, 이를 위해서는 본인이 '정말 의욕적'일 필요가 있습니다. 역으로 말해, 본인이 의지를 확고히 한다면 그렇게 힘든 일도 아닙니다. 거듭 강조하지만, 가장 중요한 포인트는 '정말 의욕적이어야 한다'라는 점입니다. '일단'이나 '어쩌다 보니'로 시작하는 것은 오래 계속할 수 없습니다.

진심으로 의욕을 불태우기 위해 우선 지금 자신이 어떤 생활을 하고 있는지 객관적으로 살펴보고 그 장단점을 써봅시다. 장점이란 지금 생활에서 즐겁고, 편안하고, 쾌적한 것입니다. 단점은 괴롭고, 귀찮고, 손해를 보는 것입니다.

장단점이 모였다면 이대로의 생활을 계속했을 경우 지금부터 내 몸에 미치는 영향과 단점에 관해 잘 생각해봅니다. 그러면 '정말로 의욕에 불을 지필 수 있을 것'입니다.

'식전 양배추 먹기'로 혈당을 낮춘다

약을 사용하지 않고, 스트레스나 공복감을 느끼지 않으면서 혈당 수치를 내리고 싶다면 어떻게 하는 게 좋을까요?

바꿔 말하면, 배불리 먹어도 적정 열량을 넘기지 않으면서 체중은 줄게 하려면 어떻게 해야 할까요?

환자들을 진료하면서 계속 생각하고 실제로 직접 여러 가지를 실험해본 결과 고안해낸 것이 '식전에 양배추를 먹는 것'입니다.

열량이 낮고 배가 부른 음식이라고 하면 자연스럽게 떠오르는 게 '채소'입니다. 채소는 각종 비타민과 미네랄은 물론 식이섬유도 풍부해 건강에 매우 이로운 식품이지요. 당근이나 오이, 양상추 등 여러 채소로 실험해본 결과, 나는 생양배추를 먹었을 때 상당히 만족감을 얻을 수 있었습니다.

그러나 나의 경험으로 환자에게 권해도 환자가 만족하며 계속할 수 없다면 치료법으로는 실패이겠지요. 그래서 의학부 학생들의 협조를 얻어 임상 시험을 해보기로 했습니다. 다양한 채소를 먹은 뒤 평소와 같은 식사를 하게 한 것입니다. 이를 5일 동안 실행했습니다.

실험에 이용한 채소는 양배추, 양상추, 토마토, 오이, 양파로, 포만감 순위를 매긴 결과 '생양배추가 가장 만족스럽다'는 데 의견 일치를 보았습니다. 이후에는 시간을 들여 양배추를 얼마만큼 먹는 게 좋은지, 어떻게 잘라 먹는 게 효율적인지 등을 학생들과 거듭 실험했는데, 그 결과 '식사 전에 양배추 한 통의 6분의 1을 큼직큼직하게 썰어서 먹는다'라는 식사요법에 도달하게 되었습니다. 양배추 6분의 1개, 약 200g입니다.

'식전 양배추 먹기'를 도입하면서 비만과 당뇨 치료 성공률은 급증했습니다. **내가 담당한 환자의 90% 이상이 체중을 감량했고, 혈당 수치를 낮추는 데에도 성공**했습니다. 뭘 해도 살이 빠지지 않던 60대 비만 여성은 식전 양배추 먹기를 실천하고 한 달 만에 3kg이 빠졌고, 식후 혈당 수치가 400mg/dL를 초과했던 30대 남성은 식전 양배추 먹기를 실천하고부터 떨어지기 시작해서 지금은 정상 범위 내로 진입했습니다. 이외에 많은 환자들이 실천해서 효과를 보고 있습니다. 구체적인 실천 요령은 다음과 같습니다.

◆ 식전 양배추 먹는 방법 ◆

① 매일 식전에 생양배추 6분의 1개를 먹는다.

먹이야 하는 양배추의 기준 분량은 한 끼에 양배추 한 통의 6분의
1(약 200g)입니다. 하루 세 끼 양을 합치면 양배추 반 통이 되겠지요.
아침, 점심, 저녁 세 끼 외에 약간 배가 고플 때 간식 대용으로 먹어도 됩
니다.

② 5cm 크기로 큼직하게 자른다.

칼을 사용하는 것이 귀찮다면 5cm를 기준으로 손으로 찢어도 괜
찮습니다. 이 정도가 씹을 때 식감을 느낄 수 있는 가장 좋은 크기
이며, 삼키기 전까지 천천히 먹는 습관을 들여서 빨리 먹는 것을
방지하는 데에도 효과적입니다.

　치아가 좋지 않은 분이나 고령자의 경우, 큼직하게 썰면 먹기 힘
들다고 느낄 수 있습니다. 그런 경우에는 채썰기를 해도 상관없지만
천천히 먹는 것에 유의해야 합니다.

③ 10분 동안 잘 씹어 먹는다.

양배추는 날것 그대로 간을 하지 않고 10분에 걸쳐 천천히 잘 씹
어 먹습니다. 이것이 가장 효과적입니다. 아무리 배가 고파도 빨리

먹지 않고 천천히 맛을 봅니다.

'식전 양배추 먹기' 실천 요령은 이 세 가지가 전부입니다. 생양배추는 양상추나 시금치 등의 이파리 채소 중에서도 씹을 때 식감을 잘 느낄 수 있습니다. 이런 까닭에 **양배추 6분의 1개를 먹는 데에는 10분 이상 걸립니다. 그 결과 포만중추를 자극해 포만감을 얻을 수 있습니다.** 색과 영양 배합을 생각해 양배추와 함께 토마토나 오이, 양상추 등을 많이 먹어도 괜찮습니다.

식전에 양배추를 먹으면 위장 점막에 식이섬유가 달라붙어 그다음에 먹는 반찬이나 밥의 흡수를 늦추기 때문에 혈당 상승을 억제할 수 있습니다. 또 비타민 C를 대량으로 섭취할 수 있어서 주름 없이 살을 뺄 수도 있습니다. 식전 양배추 먹기는 생양배추를 도시락통에 담아 휴대하기에도 편해서 실천율이 높다는 장점도 있습니다.

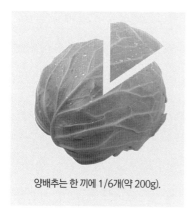

양배추는 한 끼에 1/6개(약 200g).

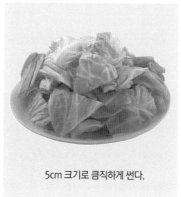

5cm 크기로 큼직하게 썬다.

양배추를 싫증 내지 않고 먹기 위해서는 드레싱도 OK!

양배추는 요리하지 않고 날것 그대로 먹는 게 제일 효과적입니다. 그러나 먹다 보면 싫증이 나서 본전도 못 찾게 되는 경우가 많습니다. 그럴 때에는 적은 양의 소스를 뿌려 먹어도 괜찮습니다. **레몬즙이나 폰즈 소스, 들깨 맛·매실 맛 소스** 등을 취향에 따라 선택해 뿌리면 더 맛있게 먹을 수 있습니다. 단, 이때 소스의 열량과 염분에는 주의해야 합니다.

시판용 드레싱을 이용할 경우 일반적으로는 기름을 포함하지 않은 드레싱을 추천하지만, 그런 드레싱 중에는 염분이 높은 것도 있으므로 성분 표시를 잘 보고 선택했으면 합니다.

드레싱이나 소스는 스프레이 타입 용기를 사용하면 소량으로도 확실하게 맛을 낼 수 있으므로 추천합니다. 스프레이 타입 용기는 시중에서 쉽게 구입할 수 있습니다. 식전 양배추에 맛을 낼 때뿐 아니라 간장을 담아두고 회나 초밥을 먹을 때 사용하면 과도한 염분 섭취를 방지하는 데 도움이 됩니다. 또 기름을 넣어 볶음 요리를 할 때 사용하면 불필요한 열량 섭취를 막을 수 있습니다. **진한 맛이나 높은 열량은 과식, 비만으로 가는 지름길**이므로 항상 유의하도록 합니다.

생양배추가 물릴 때 가볍게 만들어 먹으면 좋은 식전 양배추 레시피를 소개합니다. 아삭아삭한 채소나 콩, 두부 등을 올려 먹으면 영양까지 덤으로 챙길 수 있습니다.

한국식 소스를 곁들인
식전 양배추 레시피 5

한 끼에 먹는 양배추 양(200g)은 이만큼!

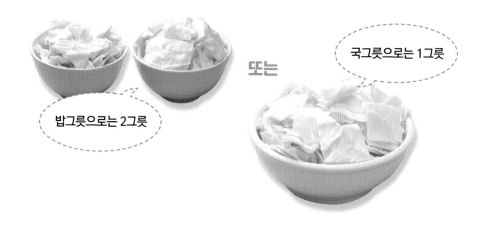

또는

국그릇으로는 1그릇

밥그릇으로는 2그릇

양배추에 곁들여 먹는 소스

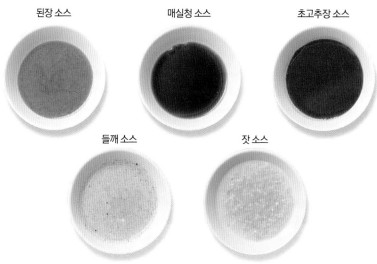

된장 소스

매실청 소스

초고추장 소스

들깨 소스

잣 소스

된장 소스를 곁들인 양배추

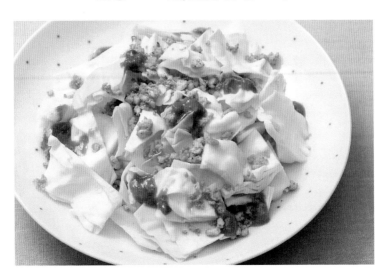

재료

양배추 200g, 두부 30g

된장 소스

된장 1큰술, 맛술 1큰술, 생수 1큰술, 양파즙 1작은술, 참기름 1작은술

만드는 법

1 양배추는 5cm 크기로 썬다.

2 두부는 으깨어 프라이팬에서 기름기 없이 노릇노릇하게 볶는다.

3 된장 소스 재료를 넣고 잘 섞는다.

4 양배추 위에 볶은 두부를 올리고 된장 소스를 뿌린다.

Tip

두부는 프라이팬에 넓게 펼친 다음 은근한 불에서 볶으면 기름 없이도 고소하게 볶아진다. 고소한 맛을 더해 양배추의 맛을 살려준다.

매실청 소스를 곁들인 양배추

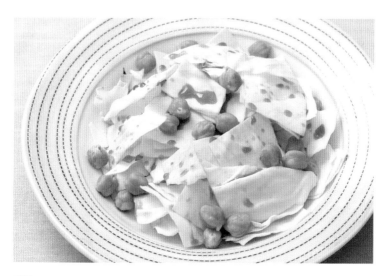

재료

양배추 200g, 병아리콩(불린 것) 3큰술

매실청 소스

매실청 2큰술, 간장 1작은술, 식초 1큰술, 소금 약간

만드는 법

1 양배추는 5cm 크기로 썬다.

2 병아리콩은 끓는 물에 5분 정도 삶아 건진다.

3 매실청 소스 재료를 넣고 잘 섞는다.

4 양배추 위에 병아리콩을 올리고 매실청 소스를 뿌린다.

Tip

병아리콩은 2~3시간 정도 찬물에서 충분히 불린 후 끓는 물에 삶아서 사용한다. 소량씩 준비
하기 어려우면 한꺼번에 삶아 냉동보관을 해두었다가 먹을 때마다 끓는 물에 살짝 데쳐 먹는
다. 병아리콩 대신 흰콩, 완두콩, 검은콩, 울타리콩 등을 곁들여도 좋다.

3
들깨 소스를 곁들인 양배추

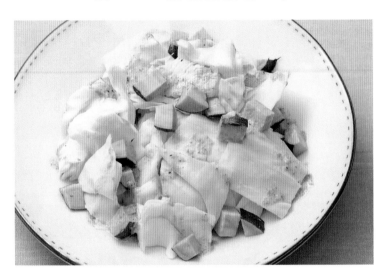

재료

양배추 200g, 고구마 30g(또는 연근 30g)

들깨 소스

들깨가루(볶은 것) 1큰술, 우유(또는 두유) 2큰술, 간장 1작은술, 들기름 1작은술, 소금 약간

만드는 법

1 양배추는 5cm 크기로 썬다.

2 고구마는 깍뚝썰기 한다.

3 들깨 소스 재료를 넣고 잘 섞는다.

4 양배추 위에 고구마를 올리고 들깨 소스를 뿌린다.

들깨가루는 볶은 것으로 사용해야 비린내가 나지 않고 고소한 맛이 난다. 보관할 때는 밀봉을
확실히 한 후 냉장보관을 해야 산패가 일어나지 않는다.

잣 소스를 곁들인 양배추

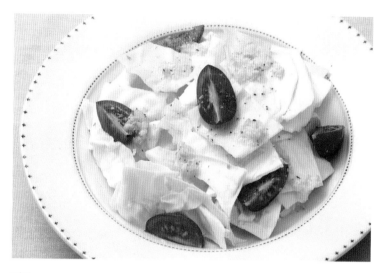

재료

양배추 200g, 방울토마토 4개

잣 소스

잣 1큰술, 배 30g, 식초 1큰술, 소금 약간

만드는 법

1 양배추는 5cm 크기로 썬다.

2 방울토마토는 4등분으로 자른다.

3 잣 소스 재료를 믹서에 넣고 곱게 갈아준다.

4 양배추 위에 방울토마토를 올리고 잣 소스를 뿌린다.

 Tip

방울토마토는 파프리카, 당근, 보라색 양파 등의 계절 채소로 대체해도 좋다.

초고추장 소스를 곁들인 양배추

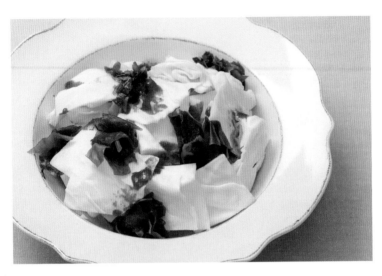

재료

양배추 200g, 불린 미역 20g

초고추장 소스

고추장 1큰술, 맛술 1/2큰술, 식초 1큰술, 유자청 1작은술, 레몬즙 1작은술

만드는 법

1 양배추는 5cm 크기로 썬다.

2 불린 미역은 끓는 물에 30초 정도 데친 후 찬물에 헹군다. 물기를 짜고 먹기 좋게 썬다.

3 초고추장 소스 재료를 넣고 잘 섞는다.

4 양배추 위에 불린 미역을 올리고 초고추장 소스를 뿌린다.

고추장 대신 겨자나 와사비를 사용하여 매콤한 맛을 더해도 좋다.

양배추 대신에는 익힌 채소를 먹자

식전에 10분 동안 양배추를 먹어도 많이 배가 고프거나 양배추를 미처 준비하지 못했을 때는 비타민 C는 잃게 되겠지만 가열 조리해 익힌 채소를 먹도록 하세요. 입이 심심하거나 약간 배가 고프면 자기도 모르게 단 음식에 손을 뻗기 쉬운데, 그럴 때에도 익힌 채소를 먹습니다.

채소는 가열해도 열량이 낮기 때문에 공복감이 가라앉을 때까지 원하는 만큼 먹어도 괜찮습니다. 단백질이나 탄수화물 음식을 먹기 전에 익힌 채소를 먹으면 생양배추와 마찬가지로 **혈당의 급상승이나 과한 열량 섭취를 막을 수 있습니다.**

다만, 익힌 채소를 먹을 때는 이파리 채소나 뿌리채소 중 당질이 적은 것을 고르세요. 이파리 채소로는 시금치, 소송채, 경수채, 비타민, 청경채 등이 좋고, 뿌리채소로는 무, 순무, 우엉, 연근 등이 좋습니다. 계절마다 제철 음식이 영양가도 높고 쉽게 구입할 수 있습니다. 이외에 콩나물이나 숙주, 완두순 등도 일 년 내내 시장에서 구할 수 있고 가격도 저렴하므로 적극 권장합니다.

뿌리채소를 익힐 때는 간을 약간만 해서 조리거나 찝니다. 순무나 우엉, 연근 등의 뿌리채소를 넣고 국물에 소량의 소금이나 간장을 넣어 조려냅니다. 여기에 닭고기나 연어 등을 추가해서 조리면 풍미가 증가해 더욱더 맛있어집니다.

이파리 채소는 살짝 데쳐 나물이나 익힌 샐러드로 먹습니다. 밑반찬처럼 며칠 분을 만들어두면 바쁠 때나 조금 배가 고플 때 언제든 먹을 수 있어서 편리합니다.

다만, 채소 중에서 **김자류, 호박, 옥수수는 당질이 많기 때문에 피합니다.** 또한 아무리 채소라 해도 기름을 사용해 볶음 요리를 하면 고열량 음식이 되기 쉬우므로 삼갑니다.

3대 영양소는 확실히 섭취한다

많은 사람이 당뇨병 진단을 받으면 제일 먼저 밥상을 채식으로 바꾸려고 노력합니다. 채식이 혈당을 낮추는 데 유리한 건 맞지만, 당뇨병에 무조건 좋은 것은 아닙니다. 동물성 지방은 비만의 원인이라 당뇨병을 비롯한 대사증후군을 불러올 수 있지만, 그렇다고 고기를 제한하면 건강에 더 큰 문제가 생길 수 있기 때문입니다.

또한 혈당을 올리는 것은 탄수화물이 확실합니다만, 그렇다고 해서 탄수화물만 극도로 제한해 혈당을 낮추는 식사법을 권하고 싶지는 않습니다. 그러한 식사법은 오래 유지하기도 어렵고 건강에도 해로운 점이 있기 때문입니다.

혈당 조절을 위한 식사는 특정 음식을 줄이거나 제한하는 것보다 알맞은 열량을 골고루 섭취하는 것에 초점을 맞춰야 합니다. 그래야 혈당뿐 아니라 혈중 지질 농도와 혈압 등이 정상으로 유지될 수 있습니다.

우리가 먹는 음식에는 다양한 영양소가 포함되어 있습니다. 그중에서도 '단백질', '탄수화물', '지질'은 3대 영양소로서, 모두 우리 몸을 움직이거나 생명을 유지하는 데 없어서는 안 될 에너지원입니다. 매일 아무 생각 없이 먹고 있지만 실은 너무나도 중요한, 3대 영양소의 역할에 관해 다시 한 번 알아두도록 합시다.

근육이나 뼈를 만드는 '단백질'

단백질은 근육이나 뼈, 피부, 장기, 모발, 체액 등 몸을 만드는 원료가 되는 영양소로서, 약 20종류의 아미노산 결합으로 이루어져 있습니다.

20종류의 아미노산 중 9종류는 체내에서 합성할 수 없어 음식으로 섭취해야 하는데, 이를 '필수아미노산'이라 부릅니다. 고기, 생선, 달걀 등에 포함된 동물성 단백질과 콩 등에 포함된 식물성 단백질은 필수아미노산을 균형 있게 함유한 양질의 단백질이라 할 수 있습니다.

체중감량 중이라 해도 여성의 경우는 1일 80g, 남성의 경우는 100g의 단백질(실제량)을 먹어야 합니다. 1일 분량으로 설명하면 여성은 우유 200mL + 달걀 1개 + 생선 80g(회 5점) + 고기 80g(얇게 썬 고기 4~6

장) + 두부 반 모에 해당하는 양입니다. 먹는 양에 관해서는 포인트 7에서 자세히 설명하겠습니다. 슈퍼나 마트에서 판매하는 제품에는 용량이 표시되어 있으니 용량을 재는 것이 귀찮을 때는 이를 참고하면 됩니다.

단백질은 충분히 섭취하면 포만감이 빨리 와서 과식을 하기가 힘듭니다. 식욕 조절과 혈당 관리를 위해서 매끼 단백질을 적정량 섭취하도록 합니다.

몸이나 뇌 활동에서 빠질 수 없는 '당질'

당질은 탄수화물이 함유하고 있는 성분으로, 밥이나 빵 등의 주성분인 전분과 감미료로 사용되는 자당(사탕수수로 만든 설탕), 과일에 함유된 과당 등이 있습니다.

체내에서 소화·분해된 당질은 포도당이 되어 장에서 흡수된 다음 간으로 보내져 혈액의 흐름을 타고 몸의 각 조직으로 운반됩니다. 이렇게 운반된 포도당은 몸과 뇌의 활동에 없어서는 안 될 에너지원이 됩니다.

체내에 포도당이 과잉 섭취되면 간과 근육에 글리코겐으로 축적됩니다. 축적된 글리코겐은 식사와 식사 사이의 틈이나 수면 중 필요에 따라 포도당으로 전환되어 에너지원으로서 혈액 속에 공급됩니다.

다만, 글리코겐으로 축적될 수 있는 양에는 한계가 있으므로 당질을 과잉 섭취하면 남은 포도당은 지방으로 변해 축적됩니다. 이 때문에 필요 이상으로 당질을 섭취하면 비만이 되는 것입니다.

반대로 식사를 걸러 당실이 부족해지면 혈액 속 포도당이 석어져 뇌도 몸도 에너지가 부족해집니다. 그 결과 쉽게 지치며 초조해지고 집중력이 떨어지는 등 몸에 이상이 발생합니다. 당뇨병 환자라면 저혈당 증상이 나타납니다.

뇌의 정상적인 기능을 돕는 '지질'

지질은 3대 영양소 중에서도 열량이 가장 높은 효율적인 에너지원입니다. 뇌를 정상적으로 기능하게 할 뿐 아니라 음식물의 소화·흡수, 지용성 비타민의 흡수를 촉진합니다. 또한 장기나 신경, 뼈 등을 보호하며 체온을 정상적으로 유지하는 등 중요한 작용도 하기 때문에 우리 몸에서 빠뜨릴 수 없는 영양소입니다.

지질은 크게 '포화지방산'과 '불포화지방산'의 두 종류로 나눌 수 있습니다.

동물성 지방에 많이 함유된 포화지방산은 인간의 몸속에서도 합성할 수 있어 과잉 섭취하면 동맥경화나 심장 질환의 위험을 높이므로 주의가 필요합니다.

불포화지방산은 '단가불포화지방산'과 '다가불포화지방산'으로 나뉘며, 다가불포화지방산은 '오메가-6 지방산(리놀레산 등)'과 '오메가-3 지방산(알파 리놀렌산 등)'으로 나눌 수 있습니다. 각각의 지방산은 우리 몸을 건강하게 유지하는 데 필요하지만, 모두 고열량이므로 과도하게 섭취하지 않도록 주의해야 합니다. 지방에 관해서는 PART 3에서 조금 더 설명하겠습니다.

간혹 '단백질은 좋으니까'라며 필요 이상으로 많이 섭취하거나 '탄수화물은 적게 먹을수록 빨리 살이 빠질 거야'라며 주식인 밥이나 빵을 전혀 먹지 않는 사람이 있습니다.

무리한 다이어트나 편식은 혈당을 낮추기는커녕, 몸의 컨디션을 망치는 원인이 되므로 주의해야 합니다. 영양소는 각각의 기능이 다르므로 밸런스를 맞춰 한쪽으로 치우치지 않게 섭취합니다.

설탕과 탄수화물은 주의하자

채소는 아무리 먹어도 상관없지만, **당질을 많이 함유한 탄수화물은 특별히 주의가 필요합니다.** 사실 한국인이나 일본인은 탄수화물을 과다 섭취하는 경향이 있습니다.

혈당을 높이는 것은 음식에 포함된 당질입니다. 이는 의학적으로 해명되었으며 이미 널리 알려져 있습니다. 그런데도 많은 사람이 여전히 다음과 같은 당질 과다 식생활을 하고 있습니다.

- 흰쌀밥 위주로 식사하며, 매끼 한 공기 이상 먹는다.
- 일할 때 캔커피나 청량음료를 즐겨 마신다.
- 여름에는 소면이나 냉국수를 자주 먹는다.
- 라면은 큰 사이즈로 먹거나 면을 추가한다.

- 밥 먹기 싫으면 과일이나 떡으로 배를 채운다.
- 아침에는 두껍게 자른 식빵에 잼을 잔뜩 발라 먹는다.
- '케이크 배는 따로'라고 말하며 식사 후에 디저트를 먹는 습관이 있다.
- 라면과 덮밥 세트, 우동과 초밥 세트를 주문하는 것이 당연하다.
- 기분전환을 위해 달달한 과일주스를 자주 마신다.

20대에 나타나는 고혈당은 무의식중에 먹는 캔커피나 청량음료 때문인 경우가 많고, 30대나 40대에는 과식과 술, 60대 이상은 떡이나 과자 같은 간식이 원인인 경우가 많습니다.

아무리 췌장이 튼튼해도 이러한 식생활을 지속하면 틀림없이 혈당 수치가 높아져 비만과 당뇨병이 올 수밖에 없습니다. 그러므로 혈당을 올리지 않고 살이 찌지 않기 위해서는 **탄수화물 섭취량을 줄이고, 습관적으로 먹는 청량음료와 정제탄수화물 식품은 삼가야 합니다.**

당질 과다 식품은 과감히 줄여라

이전에 한 텔레비전 방송의 길거리 인터뷰에서 "오늘 채소를 드셨나요?"라는 질문에 한 젊은 여성이 "네, 감자칩을 먹었어요"라고 대답한 장면이 있었습니다.

확실히 감자칩의 주원료인 감자는 채소입니다만, 사실 감자칩은 채소라기보단 튀김에 가까운 음식입니다. 게다가 감자는 당질까지 많이 함유한 채소이지요. 기름에 튀긴 데다 당질도, 염분도 다량으로 함유하고 있기 때문에 당뇨는 물론 고혈압에도 좋지 않은 식품입니다.

혈당 수치를 낮추려면 당질을 많이 함유한 식품을 잘 알고, 그러한 식품을 과다 섭취하지 않는 식생활을 유지해야 합니다. 제아무리 좋은 식생활을 한다 해도 혈당에 나쁜 음식을 덜어내지 않으면 의미가 없습니다.

당질을 많이 함유한 음식은 주식인 밥, 빵, 면류, 떡 등입니다. 말할 것도 없이 설탕은 당질 덩어리입니다.

또 앞에서 이야기한 감자나 고구마 등은 채소이지만 당질이 많기 때문에 주의가 필요합니다. 옥수수나 호박도 당질이 많은 식품입니다.

과일도 당질이 많은 식품이므로 먹을 때에는 양을 조절해야 합니다. 주스나 즙의 형태보다는 식이섬유소가 그대로 있는 생과일로 먹는 게 좋고, 말린 과일은 당이 농축되어 있으므로 피하는 게 좋습니다. 무엇보다 시판용 과일주스는 '설탕 음료'에 가까우니 마시지 않도록 합니다.

달콤한 케이크나 만주 등에는 설탕이나 밀가루가 다량 사용되므

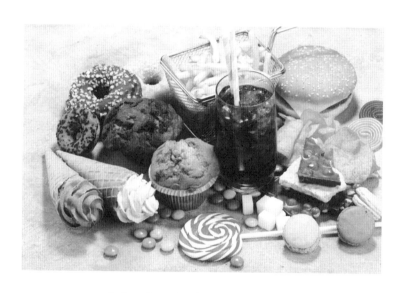

제아무리 좋은 식생활을 한다 해도
혈당에 나쁜 음식을 덜어내지 않으면 의미가 없다.

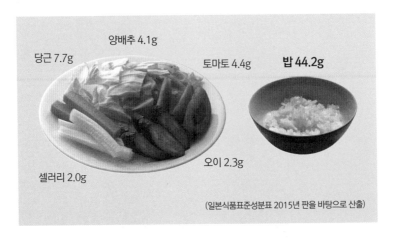

| 밥과 채소의 당질량(밥 한 공기를 120g이라고 했을 때의 양) **|**

양배추 4.1g

당근 7.7g

토마토 4.4g

밥 44.2g

오이 2.3g

셀러리 2.0g

(일본식품표준성분표 2015년 판을 바탕으로 산출)

로 먹지 않는 게 좋습니다. 전병처럼 달콤하지 않은 군것질거리도 주의해야 합니다. 전병이나 과자는 원재료가 대부분 쌀이나 밀가루, 감자, 옥수수 등입니다. '달지 않으니까 괜찮겠지' 하고 그냥 먹었다간 혈당이 급격히 상승할 수 있습니다.

또 하나 **주의해야 하는 것은 술**입니다. 술의 원재료도 쌀이나 보리 등 당질을 많이 포함하고 있는 곡물이 대부분입니다. 생맥주를 포함한 담색 맥주(500mL), 술 한 홉은 밥 한 공기와 같은 200kcal입니다. 당뇨병 환자는 '주식을 좋아하는 사람', '과자를 좋아하는 사람', '술을 좋아하는 사람' 중 하나에 해당되는 경우가 매우 많습니다.

| 당질을 많이 함유한 음식 |

식품명	당질량(g)	식품명	당질량(g)	식품명	당질량(g)
국화빵 1개 90g	41.9	감자 가린토(일본 전통 과자) 1개 5g	3.4	튀긴 빵 1개 70g	29.2
카스텔라 1쪽 60g	37.6	전병 1장 10g	8.3	팥빵 1개 100g	47.5
팥소 얹은 당고 1개 80g	35.4	튀긴 전병 1장 15g	10.6	카레빵 1개 100g	30.7
미타라시 당고 1개 80g	35.9	간장 전병 1장 15g	12.1	크림빵 1개 100g	40.2
구즈모치(화과자) 1인분 50g	11.3	콘 스낵 1봉지 70g	45.0	잼 빵 1개 100g	52.7
사쿠라모치 (화과자) 1개 50g	25.9	감자칩 1봉지 60g	30.3	초콜릿 소라빵 1개 90g	37.4
찐빵 1개 90g	43.7	하드 비스킷 1장 10g	7.6	메론빵 1개 100g	58.2
고기만두 1개 90g	36.3	프레첼 1개 10g	6.6	데니시 페이스트리 1개 100g	40.1
낱개 포장된 양갱 1개 60g	40.1	밀크 초콜릿 1장 50g	26.0	애플파이 1쪽 100g	31.4
사탕 1개 5g	4.9	설탕으로 코팅된 껌 1개 2g	2.0	핫케이크 1접시 150g	66.2

먹는 순서를 바꾼다

아침, 점심, 저녁 세 번의 식사는 대부분의 사람이 공복 상태에서 먹기 시작합니다. 공복에 갑자기 밥을 먹으면 소량이라고 해도 혈당이 급상승합니다. 따라서 혈당을 낮추기 위해 습관을 들였으면 하는 것이 '**먹는 순서**'입니다.

식전에 생양배추를 먹었다면 '샐러드나 조림 등의 채소' ➡ '단백질(고기·생선·콩)' ➡ '밥' ➡ '국' 등의 순서로 먹는 것입니다. 식사를 하면 반드시 혈당이 상승하지만 **이 순서대로 먹는다면 혈당이 완만하게 오르도록 할 수 있습니다.**

공복 시 가장 먼저 생양배추나 채소를 먹으면 포인트 3에서도 이야기했듯 식이섬유가 위에 달라붙습니다. 식이섬유에는 당분을 흡착하는 기능이 있어서 몸이 필요로 하는 것 이상의 당분은 식이섬유에 흡착되어 변으로 배설됩니다. 이런 이유로 같은 음식으로 식사를 해도 혈당 상승이 완만해집니다.

또 생양배추는 씹는 맛이 있어서 제대로 씹지 않으면 삼킬 수 없습니다. 10분 동안 잘 씹어 먹으면 포만중추를 자극해 과식을 방지할 수 있습니다.

| 혈당을 높이지 않는 '먹는 순서' |

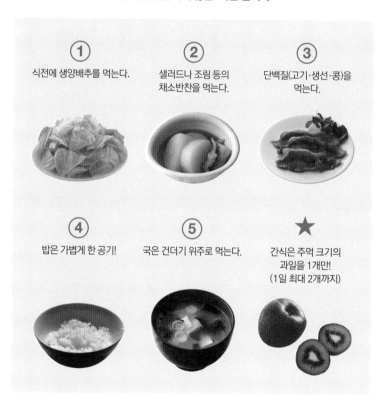

① 식전에 생양배추를 먹는다.

② 샐러드나 조림 등의 채소반찬을 먹는다.

③ 단백질(고기·생선·콩)을 먹는다.

④ 밥은 가볍게 한 공기!

⑤ 국은 건더기 위주로 먹는다.

★ 간식은 주먹 크기의 과일을 1개만! (1일 최대 2개까지)

1일 식사량의 기준을 기억한다

귀찮은 열량 계산이나 공복을 강요하는 괴로운 제한이 없습니다. '식전 양배추 먹기'를 필두로 채소라면 얼마든지 먹어도 됩니다. 그뿐 아니라 고기나 생선, 밥도 먹어도 됩니다.

약을 사용하지 않고 혈당을 낮추기 위해 내가 권하는 **식전 양배추 먹기는 몹시 느슨한 생활 개선이므로 스트레스를 받지 않고 오랫동안 계속할 수 있습니다. 또한 채소, 고기, 생선, 달걀, 콩, 유제품, 곡류, 버섯, 해조류, 과일 등 여러 식품군에서 다양한 영양소를 섭취함으로써 건강한 몸을 만들 수 있습니다.

혈당 상승을 막고 건강한 몸을 유지하려면 **양배추 이외에 하루에 먹는 음식의 양을 기억해둘 필요가 있습니다.** 아무리 식전 양배추 먹기가 효과적이라 해도 밥이나 고기를 너무 많이 먹으면 과식 때문에 효과를 보지 못하는 경우가 생기게 됩니다. 양배추나 익힌 채소 외에 무엇을 얼마만큼 먹으면 좋은지 알아봅시다.

◆ 하루 식사량의 기준 ◆

채소는 마음껏 먹어도 괜찮다!

비타민과 미네랄, 식이섬유를 듬뿍 함유한 채소는 양배추를 필두로 아무리 많이 먹어도 상관없습니다. 조리할 때는 기름이나 소금은 줄이고, 설탕 대신 저열량 감미료를 사용하도록 합니다. 채소 외에 해조류와 곤약류, 버섯류도 충분히 먹습니다. 다만, 버섯류는 통풍을 유발하는 원인인 퓨린체가 포함되어 있으니 과식에 주의합니다.

고기는 하루에 여성 80g, 남성 100g

고기 80g은 얇게 썬 고기 4~6장 정도(여성 8×4cm, 0.8cm 두께, 남성 8×5cm, 0.8cm 두께)라고 기억해두면 편리합니다. 소고기, 돼지고기, 닭고기, 양고기 등 어떤 종류를 먹어도 괜찮습니다. 다만, 기름기가 많은 소고기나 돼지 뱃살, 돼지 등심은 피하고 붉은 살코기인 안심이나 허벅지살, 그리고 닭가슴살이나 닭 안심을 고릅니다. 베이컨이나 비엔나소시지와 같은 가공육제품에는 염분과 인공첨가물이 많으므로 먹지 않도록 합니다.

생선은 하루에 여성 80g, 남성 100g

회를 기준으로 하면 여성은 5점, 남성은 7점 정도 됩니다. 흰살생선이나 연어처럼 가능하면 기름기가 적은 생선을 골라 먹습니다. 모둠회는 한 번에 다양한 생선을 먹을 수 있어 좋지만, 간장을 과도하게 찍어 먹지 않도록 합니다. 생선조림은 간을 약하게 하고, 구운 생선은 한 마리 먹어도 괜찮지만 구워서 기름기를 빼고 소금은 살짝만 뿌립니다. 말린 생선은 염분이 많으니 신선한 생선을 먹도록 합니다.

콩은 하루에 80g

콩은 식물성 단백질을 비롯해 각종 영양소가 풍부하므로 매일 챙겨 먹도록 합니다. 두부라면 반 모, 낫토라면 한 팩, 유부라면 반 장이 하루 기준량입니다. 가볍게 먹을 수 있는 풋콩도 좋은데, 데칠 때 소금은 삼갑니다. 삶은 콩도 샐러드나 수프의 간단한 재료가 됩니다. 두유나 유바(콩을 끓일 때 표면에 생기는 막을 걷어 말린 식품)도 채소와 조리하면 맛있게 먹을 수 있습니다.

달걀은 하루에 1개

달걀은 완전식품이라고 불리는 만능 식품입니다. 콜레스테롤이 증가하는 것을 막기 위해 달걀은 하루에 1개를 기준치로 삼습니다. 튀김옷, 햄버그스테이크, 오코노미야키 등을 요리할 때 달걀을 사용하므로 이러한 요리를 먹는 날엔 아침식사에서 달걀 프라이나 삶은 달걀은 제외합니다.

우유는 1일 200mL

우유는 직접 마시거나 스튜나 파스타 요리에 넣어 먹어도 무방합니다. 우유를 마시면 설사를 하는 '유당불내증'인 사람은 우유 이외의 단백질을 먹어도 괜찮습니다. 예를 들어 우유를 요구르트 200mL로 바꿔도 되지만, 하루에 양쪽을 모두 섭취하진 않도록 합니다. 우유는 단백질, 탄수화물, 지방을 골고루 함유하고 있는 완전식품이자 질 좋은 단백질 식품입니다.

밥은 하루에 여성 240g, 남성 360g

밥, 빵, 면류, 감자류 등의 탄수화물은 혈당을 높이지만 동시에 인체의 주요 에너지원이 되는 영양소입니다. 식전에 양배추를 확실히 먹고 양을 줄이는 것이 포인트입니다. 혈당 수치를 낮추기 위해서는 한 끼에 가벼운 밥 한 공기(120g)가 기준입니다.

여성은 하루에 밥 2공기(80g씩 3공기여도 OK), 남성은 3공기 분량만큼 먹을 수 있습니다. 밥 한 그릇 만큼의 열량과 같은 빵, 면, 감자류의 기준량을 기억해두면 대체할 수 있어 편리합니다. 밥 120g(한 공기)은 소바·우동 1봉지, 1봉지에 5장이 든 두꺼운 식빵

1장, 파스타(건면) 70g, 호박 6분의 1개, 감자 중간 사이즈 2~3개의 열량과 같습니다.

과일은 하루에 주먹 크기로 최대 2개까지

과일에 많이 함유되어 있는 비타민이나 미네랄도 몸에 필요한 영양소입니다. 과일은 과당을 함유하고 있어 양 조절이 필수인데, **먹어도 되는 하루치 분량은 주먹 크기로 2개까지입니다.** 달콤한 음식이 먹고 싶어 도저히 참을 수 없을 때는 케이크나 만주가 아니라 과일을 먹도록 합니다. 과일에 함유된 과당으로 충분히 만족할 수 있을 것입니다.

'1인 적정량'을 지켜 식사하자

하루에 먹는 양을 단번에 기억하기는 쉽지 않습니다. 따라서 처음에 한 번, 식품마다 한 끼 분량을 계량해서 조리합니다. 그런 다음 완성한 요리는 1인분씩 그릇에 담습니다. 한 사람 몫의 양배추, 단백질 반찬, 채소나 해조류 반찬, 주식, 국, 과일을 식탁에 늘어놓고 양이나 크기, 가짓수가 얼마나 되는지를 확실히 기억해두는 겁니다.

지금까지 가족의 식사를 큰 그릇에 담아 나누어 먹었다면, 이제는 그 습관을 고칩시다. 큰 그릇에 담은 음식을 가져다 먹으면 자

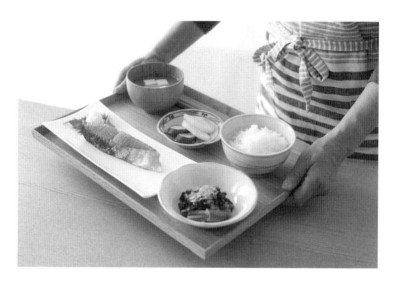

한 사람 몫의 양배추, 단백질 반찬, 채소나 해조류 반찬,
주식, 국, 과일 등을 담아 즐겁게 식사한다.

신이 얼마나 먹었는지 양을 알 수 없고, 결국 적정량보다 더 많이 먹게 됩니다.

제대로 계량한 '1인 적정량'을 파악할 수 있게 되면, 그다음 조리할 때부터는 계량할 필요가 없습니다. 처음에 파악한 1인 적정량을 자기 그릇에 옮겨 담으면 됩니다.

그러나 인간은 누구나 자기에게는 관대해지기 쉬운 습성이 있어 몇 주일이 지나면 처음에 계량했던 양보다 많이 담게 됩니다. 이러한 유혹에 빠지지 않으려면 매주 일요일마다, 아니면 특정한 날을 정해 정기적으로 계량을 함으로써 '1인 적정량'을 유지해나가도록 합니다.

조미료도 주의하자

식재료나 먹는 양 외에 추가로 주의해야 하는 것이 '양념'입니다. 비만이거나 당뇨병인 사람은 혈압도 높은 경우가 많으므로 가능하면 당분이나 염분을 줄여 연한 맛으로 먹습니다.

설탕을 써야 할 때는 저열량 감미료(인공 감미료)* 로 대체하고 단맛이 풍

---

* 현재 국내에서는 다양한 저열량 감미료가 판매되고 있는데, 제품마다 단맛의 정도와 특징이 다르다. 많이 사용되는 제품은 '그린스위트'나 '화인스위트'로 소량만 넣어도 맛이 나기 때문에 요리에 사용하기 좋다. 열을 가하면 단맛이 없어져 무침이나 샐러드 등 열을 가하지 않는 요리에 이용하면 좋다._편집자주

부한 식품들을 활용해 요리합니다. 요리에 따라 사과, 고구마, 양파 등을 적절히 넣으면 단맛과 더불어 비타민, 항산화 영양소까지 챙길 수 있습니다.

간장과 기타 소스 등은 **저염 스타일을 선택**합니다. 간장 소스는 작은 접시에 덜어서 찍어 먹거나 스프레이 타입의 용기에 넣어 뿌려 먹는 등 사용량을 줄일 궁리를 합니다. 참고로 식사 직전에 간을 하면 짠맛을 더 느낄 수 있습니다.

식용유, 참기름, 버터, 마가린, 요리용 돼지기름인 라드 등은 열량이 높으므로 요리할 때 소량을 사용합니다. **기름도 스프레이 용기를 사용**하면 소량으로 골고루 퍼지기 때문에 사용량을 줄일 수 있습니다. 조리시간이 길어질수록 기름을 많이 사용하게 되므로 센 불에서 단시간에 익히도록 합니다. 샐러드드레싱 역시 기름이 들어가지 않은 것을 고릅니다.

과립 형태의 화학조미료에는 염분이 많이 포함되어 있으므로 가능하면 사용하지 말고 가다랑어포나 멸치, 다시마, 각종 채소 등으로 **천연육수를 내서 요리**하기를 권합니다. 소금이나 간장 양을 줄여도 국물 맛이 시원하고 요리에 감칠맛을 더할 수 있습니다. 요즘에는 이러한 재료가 한 봉지에 담긴 무첨가 저염 육수도 판매하고 있으니 적절히 이용합니다.

레몬즙, 식초, 허브, 향신료 등을 잘 추가하면 연한 맛이라 해도 풍미를 살릴 수 있습니다. 이러한 궁리를 즐길 수 있게 되면 혈당을 낮추는 식습관을 계속 실천하는 게 힘들지는 않습니다.

'식전 양배추 먹기'를 3개월 동안 한다

　나의 식사 지도를 실천한 환자의 감량 성공률은 93%입니다. 이 중에는 5kg이나 10kg을 감량한 사람이 많습니다. 당연히 혈당 수치도 내려갔습니다.

　체중을 감량해 혈당 수치를 낮추려면 금욕적인 생활을 평생 계속해야 한다고 우울해하는 사람이 있을지도 모릅니다. 그러나 '식전 양배추 먹기'는 고행을 강요하지 않습니다.

　현재 체중에서 불과 2~3kg만 감량하면 됩니다. 이는 본격적으로 식전 양배추 먹기에 돌입하면 3개월 만에 충분히 달성할 수 있는 숫자입니다. 이 기간만 식전에 양배추를 먹고 식후에 가볍게 움직이면 반드시 결과는 따라옵니다.

　기한을 두지 않고 설렁설렁해서는 결과를 기대할 수 없습니다.

'의욕의 스위치'를 켰다면 그날부터 3개월이라 정해두고 식전 양배추 먹기에 도전해보세요.

공복 시에는 언제나 양배추와 익힌 채소, 어묵 풍미로 졸인 곤약, 무, 당근, 우엉 등을 먹어도 됩니다. 공복 시에 먹을 음식이 있다는 것만으로도 마음이 편해져 감량을 계속할 의지가 생깁니다.

새로운 습관을 들이는 기간, 3개월

실제로 따라 해보면 3개월이 아니라 한 달 만에 2~3kg 정도 빠지는 사람이 적지 않습니다.

그런데도 왜 실천 기간을 3개월로 설정했을까요?

거기에는 이유가 있습니다. 첫 번째는 **3개월 정도가 생활리듬을 만들기 쉽기 때문입니다.** 처음에는 힘들지만 점점 익숙해져서 딱 3개월 지날 무렵에는 아예 습관이 되어 성취감을 맛볼 수 있습니다. 3개월 후에 '나는 이렇게 노력했어', '하면 된다!', '이 생활도 나쁘지 않구나' 하고 느낀다면 기쁠 것입니다.

두 번째는 **처음부터 이 생활을 쭉 계속해야 한다고 말하면 좀처럼 실천을 단행할 수 없기 때문입니다.** 지금까지 해온 생활을 유지하며 하는 둥 마는 둥 실천하는 사람을 본 적 있는데, 그렇게 질질 끌며 애매하게 하는 것은 효과가 없습니다.

목표 달성 후에는 쉬거나 계속해도 OK

"식후 혈당이 230mg/dL에서 160mg/dL대로 떨어졌어요."

"체중이 5kg 빠지고 당화혈색소가 정상으로 돌아왔습니다."

식전 양배추 먹기에 돌입하고 3개월 후 체중이 3% 이상 줄고 혈당 수치도 내려갔다면 목표 달성입니다. 자신을 많이 칭찬합시다! 물론 계획한 3개월이 지나지 않았는데 체중이 줄거나 혈당 수치가 내려갔다면 더 많이 칭찬해주어야 합니다.

그런 다음에는 **목표를 달성해낸 나에 대해 자신감을 갖는 겁니다.** 그동안 내 마음처럼 움직여주지 않는 혈당 때문에 걱정하고 스트레스를 받았다면, 이제는 '스스로 조절할 수 있다'는 믿음을 갖고 더욱더 능동적으로 건강하게 살아가는 거지요.

그렇다면 식전 양배추 먹기를 3개월간 지속한 후에는 어떻게 해야 할까요?

그것은 당신이 선택하기 나름입니다. 일단 휴식을 취하며 조금씩 원래 생활로 돌아가도, 그대로 계속해도 상관없습니다.

'조금 더 살을 빼고 싶어.'

'조금만 더 하면 혈당이 정상이 되니까 계속해야지.'

'전만큼 피곤하지 않아서 너무 좋다!'

이런 생각이 든다면 계속하기를 권합니다. 다만, 무리는 하지 마세요. '하기 싫어', '괴로워', '이제 그만하고 싶어'라고 생각하면서

무리하게 계속하면 요요현상을 일으키게 됩니다. 갑자기 식욕이 폭발해서 원래보다 체중이 더 증가하고, 혈당이 상승하는 경우가 적지 않습니다.

꾸준히 하면 당연하게 생각해 계속하게 된다

식전 양배추 먹기와 운동이 정착된 생활을 하는 것은 아주 이상적입니다. 이를 당연시한다면 더할 나위가 없습니다.

나는 일 년에 40회 정도 강연 때문에 전국 각지를 방문합니다. 강연을 하러 가면 반드시 그 지역의 맛있는 음식을 대접받기 때문에 적정 열량을 초과하기 쉽습니다. 그래서 강연 후 집에서 저녁식사를 할 때는 밥을 제외하고 먹습니다. 초과한 열량만큼 음식을 덜 섭취함으로써 신장 175cm, 체중 75kg을 유지하고 있습니다.

물론 식전 양배추 먹기도 계속하고 있습니다. 내가 지금까지 계속할 수 있는 것은 비만·당뇨병 전문의로서 살이 찐다면 환자를 볼 면목이 없기 때문이지만, 18년간 계속했더니 당연해져서 힘들게 느껴지지는 않습니다.

비만한 사람은 당뇨병뿐만 아니라 고혈압이나 이상지질혈증, 무릎 통증, 고관절 통증 등을 안고 있는 경우가 많은데, 식전 양배추 먹기로 체중을 관리하게 되면 이런 증상도 개선할 수 있습니다. 또 체중을 감량해서 혈당 수치가 내려가면 동맥경화가 일으키는 심근경색이나 뇌졸중도 예방할 수 있게 됩니다.

높은 혈당 때문에 질병이 언제 발생할지 몰라 두려운 생활은 이제 졸업하고, 식전 양배추 먹기와 운동을 생활화하여 건강한 일상을 즐기면서 사는 건 어떨까요.

체중 변화를 '시각화'하면 효과적

체중 변화를 '시각화'하면 감량 효과가 상승합니다. 동기 부여도 확실히 되므로 126~127페이지의 체중 기록 시트를 복사해서 활용하도록 합니다.

체중 측정은 매일 정해진 시간에 합니다. 아침과 밤, 이렇게 2회 측정하는 것이 이상적입니다. 아침에는 일어나서 배뇨 후나 아침 식사 전에, 밤에는 목욕할 때나 자기 전에 측정하면 좋습니다. 잠옷과 같이 항상 같은 옷을 입고 측정하도록 합니다.

체중은 하루 사이에도 변화합니다. 아침저녁의 변화로 일희일비하지 말고, 며칠 혹은 매주 단위로 변화 추이를 지켜보는 게 현명합니다.

'식전 양배추 먹기' 1일 프로그램

한눈에 보고 따라 하기 쉽게 1일 프로그램을 만들었습니다. 3개월 동안 식단과 운동을
어떻게 실천해야 하는지 참고하세요. 과일은 간식으로 먹거나 식후에 먹어도 상관없
습니다. 약간 배가 고프다면 양배추나 익힌 채소를 먹도록 합니다.

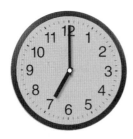 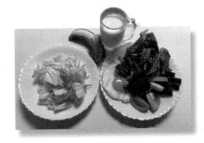

기상 체중을 잰다.

아침식사 식전 양배추 먹기, 샐러드(오이, 브로콜리, 토마토, 양상추),
달걀프라이, 우유, 바나나

식사를 시작하고 30분 뒤 가볍게 스쿼트

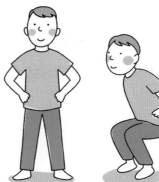

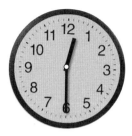 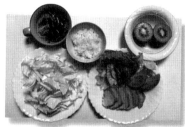

점심식사 식전 양배추 먹기, 샐러드(토마토, 양상추),
훈제 닭고기, 밥, 미역국, 키위

식사를 시작하고 30분 뒤 걷기

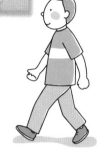

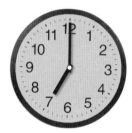 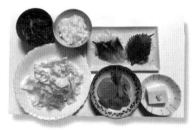

저녁식사 식전 양배추 먹기, 익힌 채소(무, 당근, 잎새버섯),
회, 차가운 연두부, 밥, 채소된장국

식사를 시작하고 30분 뒤 에어 수영

하루를 돌아본다 먹은 음식, 먹은 시간, 운동 등을 기록하고
하루를 돌아보며 반성한다.

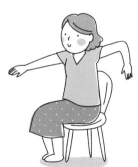

체중 기록 시트

시작 ➡

kg

kg

kg

kg

kg

kg

월 _____ 일   월 _____ 일   월 _____ 일   월 _____ 일

_____ kg   _____ kg   _____ kg   _____ kg

126

매일 체중을 재고 시트에 기록하자

* 기록하기 전에 3개월분을 복사해 만들어두면 편리하다.

월 일	월 일	월 일	월 일	월 일	월 일
kg	kg	kg	kg	kg	kg

스트레스는 그때그때 푼다

흔히들 힘드니까 먹고, 화가 나서 먹고, 초조해서 먹고, 짜증이 나서 먹습니다. 먹으면 한숨 돌릴 수 있고, 즐거우며, 만족스럽고, 안심이 됩니다. 그래서 살이 찐다는 것을 알면서도 과식을 하고 과음을 하게 되는 것입니다.

좋아하는 것을 배부르게 먹고 마시는 일은 확실히 빠른 스트레스 배출구가 될지도 모릅니다. 그러나 개운하거나 위로받은 듯한 기분이 드는 것은 먹고 마시는 그 순간뿐입니다. 스트레스의 원인은 해결되지 않은 채 그대로 남아 있기 때문입니다. 어찌 보면, 불필요하게 내 몸의 내장지방만 비대화시킨 셈이지요. 스트레스가 쌓였다면 단순히 먹고 마시는 일로 풀기보다는 보다 근본적인 해결책을 찾아 그때그때 잘 풀어야 합니다.

스트레스 호르몬이 혈당을 올린다

스트레스 상황에 처하면 우리 몸은 다양한 호르몬을 분비하는데, 그 호르몬이 혈압을 올리고 심장 박동을 빠르게 할 뿐 아니라 인슐린 수치를 낮추거나 작용을 방해하여 고혈당을 초래합니다.

또한 심한 스트레스를 방치하면 스트레스 때문에 혈당이 상승하고 그것이 또 다른 스트레스를 초래하여 다시 혈당이 올라가는 악순환에 빠질 수 있습니다. 따라서 건강한 사람은 물론이고, 혈당이 높은 사람이라면 더더욱 스트레스가 생기면 방치하지 말고 즉시 털어버리는 습관을 들여야 합니다.

식전 양배추 먹기를 실천하는 동안에도 스트레스가 쌓이면 즉시 토해내도록 합니다. 명상이나 요가, 산책, 운동, 취미활동 등은 스트레스 조절에 도움이 됩니다.

여기에 여러 가지 생활습관을 긍정적으로 변화시킨다면 당뇨병 예방과 관리에 도움이 될 수 있습니다.

스트레스의 원인이 되는 생각을 바꾸자

스트레스를 받았다면 그 원인에 관해 조금만 자기 시점을 벗어나 유연하게 생각을 해봅니다. 이는 '인지행동치료'라는 마음을 치유하는 방법 중 하나입니다. 인지란 어떠한 사실을 생각하는 것을 말하는데, 이것을 바꾸는 작업을 통해 질병이나 스트레스를 완화하는 요법입니다.

지치고 힘들 때면 잠깐 멈추고 생각해봅니다. 그때 자연스레 떠오르는 것은 스트레스 원인에 대한 부정적인 감정입니다. 이를 자신의 현실에 맞춰 유연하고 균형 있게 사고하도록 생각을 바꾸면 스트레스가 완화됩니다. 그것이 가능해지면 여러분을 계속 괴롭혀온 고민이나 스트레스가 이제까지와는 분명 다르게 보일 것입니다.

갑자기 모든 것이 해결되어 장밋빛 인생이 펼쳐지지는 않겠지만, 가까운 곳에 있는 행복이나 기쁨을 느낄 수 있다면 스스로 만족감을 느낄 것입니다. 분명 스트레스에 강해진 나를 만날 수 있습니다.

중요한 건, '생각하자'라는 것입니다. 너무 심각해지지 말고 유머를 잃지 말고 삶의 굴곡을 잘 넘어서 최대한 인생을 즐깁시다.

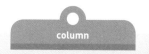

과도한 당질 제한이 노화를 촉진한다?!

과거에 비해 현대사회에는 먹지 말아야 할 나쁜 탄수화물 식품이 넘쳐
나고 있습니다. 캔커피나 주스처럼 '씹을 필요 없는 탄수화물' 음식 등
이 대표적인 예입니다. 많은 사람이 매일 같이 그런 탄수화물 음식을
섭취하고 있습니다.

당질 섭취량이 늘었기 때문에 건강을 생각한다면 이제 누구나 당질 섭
취에 신경 써야 합니다. 하지만 이런 보고도 있습니다.

도호쿠대학대학원 농학연구과의 쓰즈키 쓰요시 교수 연구팀은 쥐를
'가끔 일반식'과 '당질 제한식'의 두 그룹으로 나누어 1년 동안 키우는
실험을 했습니다. 그 결과 후자에서는 학습 능력 저하와 피부 및 외형
의 노화가 있었고, 다른 그룹에 비해 수명도 짧았다고 합니다.

즉, 무리하게 당질 제한을 계속하면 뇌 기능이 떨어져 몸의 노화를 촉
진하거나 수명이 단축될 위험이 있다는 것입니다.

당질을 과도하게 섭취하는 건 살을 찌우고 혈당을 높이는 원인이 됩니
다. 그러나 당질도 우리 몸에서 빼놓을 수 없는 영양소라는 사실을 잊
지 말아야 합니다.

좋은 탄수화물은 적정량 섭취하고 나쁜 탄수화물은 제한하는 방식으
로 식생활을 유지한다면 탄수화물을 끊지 않고도 혈당을 조절할 수 있
습니다.

혈당을 올리지 않는 식품과 섭취 방법

더 좋은 식품을 '선택'하여
천천히 즐겁게 먹자!

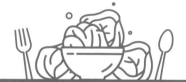

혈당 상승을 억제하는
추천 식품은 양배추

양배추는 일반 슈퍼마켓이나 마트에서 쉽게 구할 수 있는 채소입니다. 가격이 저렴한 데다 일 년 내내 살 수 있어 언제나 간편하게 먹을 수 있습니다.

식이섬유가 풍부하고 열량이 낮은 양배추는 혈당을 낮추기만 하는 것이 아닙니다. 비타민과 미네랄 등 몸에 좋은 성분을 듬뿍 함유하고 있어 무리 없이 체중감량을 하면서 다양한 건강 효과도 얻을 수 있는 슈퍼 식재료라고 할 수 있습니다.

소화 촉진과 다이어트 효과를 기대할 수 있다!

효소란 체내에서 일어나는 화학반응을 촉매하는 분자를 말합니다.

체내에 흡수된 영양소를 분해하는 것도 화학반응의 하나입니다.

효소에 주목하면 양배추는 단순히 포만감을 얻기 위해 먹는 식품만이 아닙니다. 양배추에는 **탄수화물을 분해하는 효소인 '아밀라아제'가 다른 채소에 비해 많이 함유되어** 있기 때문입니다. 그래서 탄수화물을 먹을 때 양배추를 함께 먹으면 소화가 촉진될 뿐 아니라 다이어트 효과도 기대할 수 있습니다. 양배추 속 식이섬유가 위나 장의 벽에 달라붙어서 빠르게 분해된 당질의 흡수를 억제하는 기능을 해줍니다.

효소가 함유된 식품을 가열하면 효소의 활성이 사라져 탄수화물을 분해하는 작용이 없어지게 됩니다. 내가 찌거나 삶은 양배추가 아니라 '생'양배추를 권하는 데에는 이런 이유도 있습니다.

위장 질환과 지방간에도 효과적

예로부터 양배추를 가리켜 '가난한 자들의 의사'라고 했듯이, 양배추에는 다양한 비타민과 미네랄이 많이 함유되어 있습니다.

먼저 몸의 세포와 세포를 연결하는 단백질인 콜라겐을 만드는 데 꼭 필요한 비타민 C가 매우 풍부합니다. 큰 양배추 잎을 생으로 몇 장 먹기만 해도 하루에 필요한 비타민 C의 대부분을 섭취할 수 있다고 알려져 있습니다.

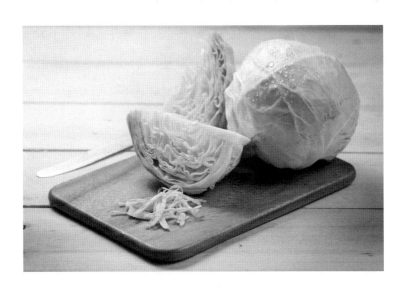

양배추에는 건강에 이로운 효소와
영양소가 많이 함유되어 있다.
식이섬유도 풍부해 혈당 급상승을 막아준다.

비타민 C를 충분히 섭취하면 피부를 촉촉하게 유지할 수 있고, 피부 탄력이 좋아져 체중을 감량해도 쭈글쭈글해지지 않습니다. 또한 피로회복과 감기 예방, 면역력 강화, 체내 활성산소 억제 등 많은 건강 효과를 기대할 수 있습니다. 동맥경화나 심장 질환 예방에도 도움이 됩니다.

양배추에는 비타민 U도 풍부합니다. 안쪽 잎, 특히 심 부분에 많이 포함되어 있습니다.

비타민 U는 양배추에서 발견된 영양소로 별명은 '캐비진'입니다. 위점막의 신진대사를 활성화하거나 위산 분비를 억제해 위궤양과 십이지장궤양을 예방하고 개선하는 효과가 있습니다. 당뇨병 환자의 경우 스트레스로 혈당이 100~200mg/dL 정도 오르는 것은 드문 일이 아닌데, 스트레스가 많고 또 그 스트레스로 위장병이 생긴 당뇨병 환자라면 양배추를 꼭 먹어야 합니다. 아울러 간 활동을 활발하게 해서 신진대사를 촉진하므로 간 기능 향상과 지방간 예방에도 도움이 됩니다.

이밖에 뼈의 형성을 촉진하고 혈관 건강을 유지해주는 비타민 K, 단백질이나 세포를 만들 때 빼놓을 수 없는 엽산, 뼈나 치아를 만드는 칼슘, 혈압을 낮추고 뇌졸중을 예방하며 골밀도를 높여주는 칼륨 등의 비타민과 미네랄도 풍부합니다.

암 예방에 효과적인 성분이 많이 들어 있다

양배추는 미국국립암연구소에서 발표한 '암 예방에 효과적인 성분을 포함한 식품' 목록 가운데 상위 그룹에 속한 식품입니다. 이는 '이소티오시아네이트(Isothiocyanate)'라는 생리활성물질을 함유하고 있기 때문인데, 같은 겨자과인 브로콜리나 순무, 고추냉이 등에도 풍부한 것으로 알려져 있습니다.

이소티오시아네이트는 체내에서 발암물질이 활성화하는 것을 방지하고, 암에 걸리기 전 이상세포의 증식을 억제하는 작용을 합니다. 강한 항균작용 및 살충작용 덕분에 위암이나 폐암, 결장암, 식도암 등에 효과적이라고 합니다.

이소티오시아네이트는 고추냉이의 탁 쏘는 매운맛에 포함되어 있는데, 매운맛이 거의 없는 양배추에는 글루코시놀레이트(Glucosinolate)라는 성분이 들어 있어서 먹고 난 뒤 소화되는 과정에서 이소티오시아네이트로 변화합니다.

양배추에는 식품을 가열·조리하는 과정에서 발생하는 발암물질의 활성화를 방지하는 효소인 페록시다아제(Peroxidase)도 포함되어 있습니다.

뇌를 건강하게 하고 장양강장에도 좋다

양배추는 한방에서 자양강장에 좋다고 알려진 채소입니다. 허약한 몸에 영양을 붙게 하여 영양불량이나 쇠약을 다스리고, 특히 장(臟)의 기운을 돋우며 오장을 튼튼히 하는 데 처방됩니다.

또한 양배추는 비타민 K와 항산화 성분인 안토시아닌을 함유하고 있어 뇌 기능을 향상시키고 치매를 예방해줍니다. **고령자의 건망증 방지나 노화로 인한 다리와 허리의 약화, 이명에도 효과가 있다고 하니, 나이 든 사람일수록 꼭 먹어야 하는 식품입니다.**

| 양배추 1/6개(200g)에 해당하는 성분 |

에너지	수분	단백질	지질	탄수화물
46kcal	185.4g	2.6g	0.4g	10.4g
포화지방산	불포화지방산	콜레스테롤	회분	식이섬유
0.04g	0.06g	0g	1.0g	3.6g
카로틴	비타민 E	비타민 K	비타민 B1	비타민 B2
98.0μg	0.2mg	156.0μg	0.08mg	0.06mg
나이아신	비타민 B6	엽산	판토텐산	비타민 C
0.4mg	0.22mg	156.0μg	0.44mg	82.0mg

나트륨	칼륨	칼슘	마그네슘	인	철
10.0mg	400mg	86.0mg	28.0mg	54.0mg	0.6mg

(일본식품표준성분표 2015년 판을 바탕으로 산출)

양파, 브로콜리, 오이 등의 채소도 혈당을 내려준다

혈당을 낮추기 위해 추천하는 채소는 양배추뿐만이 아닙니다. 양파, 브로콜리, 오이 등에도 혈당을 낮추는 성분이 포함되어 있습니다. 모두 마트에서 쉽게 구할 수 있고, 일반 가정에서도 늘 상비해두는 채소라서 매일 식탁에 올리는 것은 어려운 일이 아닙니다. 각 재료의 특성에 맞게 조리해 매끼 적극적으로 섭취하도록 합니다.

인슐린 작용을 촉진하는 양파

양파만큼 음식에 다양하게 활용되는 채소가 또 있을까요? 쓸모도 많은데 혈당의 급격한 상승을 막아주는 유용한 성분까지 함유되어 있어 일석이조입니다.

대부분의 당뇨병 환자는 인슐린 분비량이 적어서 혈당 조절이 잘되지 않는 2형 당뇨병입니다. 양파를 자르면 코를 쏘는 독특한 냄새가 나는데, 이는 '사이클로알린(Cycloallin)'과 '이소알린(Isoalliin)'이라는 성분 때문입니다. 이러한 성분은 인슐린이 혈중 포도당을 세포로 받아들이는 작용을 촉진하는 기능을 해서 혈당을 낮추는 효과가 있습니다.

양파에는 **인슐린 작용을 보조하는 미네랄도 풍부**하게 함유되어 있습니다. 양파를 섭취해도 인슐린 자체의 분비량은 늘어나지 않지만, 분비된 인슐린의 작용을 촉진하므로 혈당 수치가 낮아집니다.

또한 양파에 풍부한 퀘르세틴 성분은 중성지방과 콜레스테롤이 혈관에 축적되는 것을 억제하여 각종 혈관 질환과 고혈압을 예방해줍니다. 일반적으로 고혈당일수록 각종 혈관 질환의 위험에 노출되는데, 이를 예방하기 위해서라도 양파를 적극적으로 섭취할 필요가 있습니다.

혈당 조절이 목적이라면 양파는 생채나 샐러드처럼 익히지 않고 생으로 먹는 것이 효과적입니다. 생으로 먹을 때 양파의 매운맛을 없애고자 찬물에 오래 담가두는 경우가 많은데, 이는 금물입니다. 혈당을 조절하는 유효 성분인 '사이클로알린'과 '이소알린'이 물에 녹아내리기 때문입니다. 그래도 매운맛이 너무 신경 쓰일 때는 찬물에 살짝 헹구거나 한번 냉동해서 샐러드에 넣어보세요. 냉동해

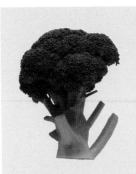

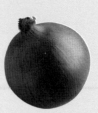

양파에는 인슐린 작용을 촉진하는 '사이클로알린'과 '이소알린'이라는 성분이 포함되어 있다.

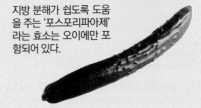

지방 분해가 쉽도록 도움을 주는 '포스포리파아제'라는 효소는 오이에만 포함되어 있다.

브로콜리에는 혈중 포도당 생산을 억제하는 '설포라판'이 풍부하다. 특히 브로콜리의 새순에 많이 함유되어 있다.

도 영양소에는 거의 변화가 없다고 합니다.

익히지 않고 생으로 먹는 경우 샐러드에 넣거나 채를 썰어 먹는 것이 일반적이지만, 다른 방법으로 **'식초에 담근 양파'**를 추천합니다. 작게 썬 양파에 식초와 소량의 벌꿀을 추가한 다음 용기에 1~2일간 담가두면 며칠은 보관하며 맛있게 먹을 수 있습니다. 혈당을 내리기 위해 섭취해야 하는 양파의 양은 하루에 4분의 1개면 충분합니다.

식초에는 포도당 대사를 개선하는 효과가 있어서 식전에 섭취하면 식후 혈당을 낮추고 인슐린 효과를 좋게 해준다고 합니다. 식사 전 양배추와 함께 식초에 담근 양파를 섭취하면 혈당을 낮추는 데 더욱 효과적일 것입니다.

식초만 섭취할 경우에는 **발효식초로 소주잔 1잔** 정도를 물에 타서 마십니다. 발효식초에는 혈당과 인슐린 수치를 막아주는 아세트산 외에 각종 유기산, 아미노산, 펩타이드, 비타민, 미네랄, 폴리페놀 등 다양한 영양소가 들어 있습니다.

혈당 조절을 개선하는 브로콜리

브로콜리나 콜리플라워, 양배추, 케일, 배추, 유채, 방울양배추 등의 겨자과 채소에 함유되어 있는 '**설포라판**(Sulforaphane)'이라는 영양 성분이 주목받고 있습니다.

설포라판은 체내에 들어온 화학물질을 해독하는 작용을 하며, 항산화력을 높여 암을 예방하는 데에도 효과적이라고 알려져 있습니다. 겨자과 채소 중에서도 설포라판을 특히 많이 함유한 식품이 브로콜리로서, 브로콜리의 새순에는 더 많이 함유되어 있습니다.

설포라판에는 고혈당을 개선하는 작용이 있어서 2형 당뇨병의 치료에 이용할 수 있다는 연구 결과도 발표되었습니다. 스웨덴의 예테보리대학과 룬드대학 당뇨병센터의 공동 연구 결과로, 브로콜리의 설포라판 농축액을 섭취한 2형 당뇨병 환자는 글루코오스(혈중 포도당)의 생산이 억제되어 혈당 수치가 개선된다고 밝혔습니다.

브로콜리는 설포라판 외에도 **베타카로틴과 비타민 C가 풍부**하며, 빈혈을 예방하는 엽산과 당뇨병 환자에게 유익한 크롬도 함유하고 있습니다. 특히 크롬은 인슐린의 활성을 높여 포도당이 세포 내로 들어가는 것을 도와 혈당이 안정직으로 유지될 수 있게 합니다.

브로콜리는 송이보다 줄기의 영양가가 높으니 버리지 말고 모두 먹도록 합니다. 끓는 물에 껍질을 깎은 줄기를 먼저 넣고, 그다음에 송이를 넣어 살짝 데치면 색이 선명해지고 씹는 맛을 살릴 수 있습니다.

지방 분해 효소를 함유하고 있는 오이

오이는 조직의 96%가 수분으로 이루어져 있어 먹으면 시원하고, 열량도 아주 낮은 채소입니다. 한마디로 체중 조절에 안성맞춤인 식품이지요.

또한 오이처럼 식이섬유 함량이 높은 채소는 혈당을 낮추기 때문에 당뇨병 합병증 예방에도 도움이 되며, 높은 포만감으로 식사량을 조절하는 데에도 효과적입니다.

최근에는 오이에만 들어 있는 지방 분해 효소인 **'포스포리파아제**(Phospholipase)**'가 발견되어 다이어터들 사이에서 큰 화제를 모으고 있습니다. 이 효소 덕분에 오이를 먹으면 체중감량에 도움이 된다고 합니다.

꼭꼭 씹어 먹으면 오이의 세포막이 파괴되어 더욱 효과적으로 포스포리파아제를 섭취할 수 있습니다.

오이에는 항암 작용이나 면역 강화 작용을 하는 베타카로틴, 염분 배출 작용을 하는 칼륨, 피부 미용에 좋은 비타민 C도 많이 들어 있습니다. 특히 칼륨은 수분과 함께 이뇨 작용을 도와 숙취 해소와 나트륨의 배출을 돕는데, 이때 체내에 쌓여 있던 중금속이 함께 배출되므로 혈액이 정화되는 효과도 있습니다.

오이는 특유의 식감을 느끼며 생으로 먹어도 좋으나, 식초에 담가 먹으면 비타민 C의 손실을 줄일 수 있어 더 좋습니다.

곤약, 버섯도 혈당을 억제하는 효과가 있다

식이섬유 섭취 부족이 생활습관병 발병과 관련이 있다는 보고가 많아지자, 일본에서는 '일본인의 식사 섭취 기준' 2015년 판에서 섭취 목표량을 재설정했습니다. 남성은 18~69세에 20g 이상(70세 이상은 19g 이상), 여성은 18~69세에 18g 이상(70세 이상은 17g 이상) 으로 상향 조정했지요.

'식전 양배추 먹기'의 포인트는 식전에 양배추를 충분히 먹어서 공복에 식이섬유를 섭취하는 것입니다. 양배추를 필두로 채소는 식이섬유를 많이 함유한 식재료입니다.

식이섬유는 크게 물에 녹는 수용성 식이섬유와 물에 녹지 않는 불용성 식이섬유로 나뉩니다. **수용성 식이섬유는 물에 녹으면 젤리형이 되어 위나 장의 벽에 달라붙어서 이후에 섭취하는 반찬이나 밥에 포함**

된 당의 흡수를 억제하는 기능을 합니다. 이런 작용 때문에 식후 혈당 상승을 억제하는 효과가 있습니다.

채소가 포만감을 얻기 쉬운 것도 식이섬유 덕분입니다. 이파리 채소나 뿌리채소에 많이 함유되어 있는 **불용성 식이섬유**는 수분을 흡수해 위나 장에서 크게 부푸는 성질이 있습니다. 그래서 식전에 식이섬유가 많은 채소를 섭취하면 반찬이나 밥을 잔뜩 먹지 않아도 포만감을 얻을 수 있으며 과식을 방지할 수 있습니다.

식이섬유를 풍부하게 함유한 식재료는 채소만이 아닙니다. 곤약이나 버섯도 식이섬유가 풍부합니다. 채소와 함께 먹으면 식이섬유 섭취량도 늘고 질리는 일도 없을 것입니다.

해외에서도 주목하는 곤약

조림이나 어묵탕, 꼬치 요리 등에 넣어 먹는 곤약이 요즘 해외에서는 건강한 식재료로 인기라는 이야기를 들었습니다. 이탈리아에서는 파스타에 이용되어 소비량이 급증했다고 합니다.

곤약은 '글루코만난(Glucomannan)'이라는 식이섬유가 다량의 수분을 흡수, 팽윤한 상태에서 열에 의해 응고된 반투명 덩어리입니다. 감자가 원료이지만 당질은 거의 포함하고 있지 않으며, 열량은 아주 낮습니다. 또 다량의 수분과 식이섬유를 함유하고 있어 혈당 조절에

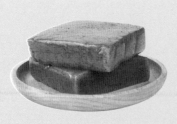

곤약에는 '글루코만난'이라는
식이섬유가 들어 있어 혈당
조절을 도와준다.

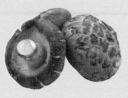

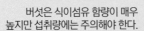
버섯은 식이섬유 함량이 매우
높지만 섭취량에는 주의해야 한다.

추천하는 식재료입니다.

다만, **양념에는 주의**해야 합니다. 곤약조림에 설탕을 잔뜩 사용한다면 곤약을 먹는 의미가 없어지겠지요.

글루코만난은 사람의 소화 효소로는 소화할 수 없어서 한 번에 너무 많이 먹으면 설사를 하는 경우가 있으니, 유아나 고령자는 주의합니다. 위장 질환 때문에 소화 기능이 저하된 사람도 의사와 상담 후 섭취 여부를 결정하는 게 좋습니다.

최근 곤약에 들어 있는 만난(Mannan)이 혈장 콜레스테롤 수치를 저하하는 작용을 한다고 보고되었습니다. 또 글루코만난은 사람의 소화관 내에서 소화·흡수는 일어나지 않지만 장을 깨끗하게 하는 정장 작용이 있는 것으로 알려졌습니다.

식이섬유 함유량이 탁월한 버섯

식품표준성분표에 근거한 식이섬유 함량 순위를 조사하면 20위 권 안에 다섯 종류의 버섯이 들어 있습니다. 그만큼 **버섯류는 혈당 수치를 낮추는 데 효과적인 훌륭한 식품**입니다. 한입 크기 버섯이라 해도 종류에 따라 식이섬유 함유량이 다릅니다. 주요 버섯과 곤약의 식이섬유 함유량이 궁금한 분들은 다음의 표를 참고합니다. **목이버섯과 말린 표고버섯의 식이섬유 함유량이 압도적으로 높으니 적극적으로 섭취**하도록 합니다.

식이섬유 이외의 성분을 따진다면 잎새버섯의 섭취를 권장합니다. 잎새버섯은 'X-프랙션(X-fraction)'이라는 성분을 함유하고 있는데, 이 성분은 포도당을 근육이나 지방세포로 보내는 기능을 촉진하여 혈당을 낮추는 작용을 합니다.

또 잎새버섯에는 아연과 마그네슘, 나이아신 등의 영양소도 포함되어 있습니다. 아연은 인슐린을 생성하기 위한 성분이며, 마그네슘은 인슐린 작용을 돕고 혈당 상승을 억제하는 기능을 합니다. 나이아신은 포도당의 분해를 촉진해 신진대사를 향상시키는 작용을 하므로 혈당 조절에 이로운 성분이라 할 수 있습니다.

다만, 버섯류를 너무 많이 먹으면 통풍을 유발할 위험이 있으므로 주의가 필요합니다. 양배추를 필두로 이 책에서 소개하고 있는 다양한 채소와 버섯을 매끼 골고루 섭취하도록 합니다.

| 곤약·버섯이 함유한 식이섬유량(200g에 포함된 양) |

생감자 곤약	6.0g	건조 곤약	142.6g
분말로 만든 곤약	4.4g	실 곤약	5.8g
목이버섯(건조)	114.8g	생표고버섯(볶음)	9.4g
말린 표고버섯(건조)	82.0g	잎새버섯(볶음)	9.4g
새송이버섯(건조)	10.8g	팽이버섯(데침)	9.0g
느티만가닥버섯(데침)	9.6g	양송이버섯(볶음)	6.8g
송이버섯(생)	9.4g	맛버섯(데침)	5.4g

(일본식품표준성분표 2015년 판을 바탕으로 산출)

혈액을 맑게 하는 등푸른생선도
혈당을 내려준다

우리 몸에 필요한 3대 영양소 중 하나가 지방입니다. 지방에는 여러 종류가 있는데, 크게 포화지방산과 불포화지방산으로 나눌 수 있습니다. 불포화지방산은 단일불포화지방산과 다가불포화지방산으로 나뉘며, 다가불포화지방산은 오메가-3 지방산과 오메가-6 지방산으로 나눌 수 있습니다(p.156 표 참조).

정어리, 고등어, 청어, 꽁치 등의 등푸른생선과 참치에 많이 함유된 EPA와 DHA는 오메가-3 지방산 계열로, 혈액 속 콜레스테롤이나 중성지방 수치를 낮추고 혈액을 맑게 해서 동맥경화를 예방한다고 알려져 있습니다.

그런가 하면, 소고기나 돼지고기, 햄, 소시지 등의 육류에 많이 함유된 포화지방산은 과하게 섭취하면 혈액 속에 나쁜 콜레스테롤이 증가하기 쉽습니다. 이 때문에 붉은색 고기를 너무 많이 먹으면 고혈압이나 2형 당뇨병, 암, 심장병이 발생할 위험이 커집니다.

최근 들어 식생활의 변화 등으로 생선보다 육류를 먹는 사람이 늘고 있고, 이로 인해 자연스럽게 EPA나 DHA의 섭취량도 줄고 있습니다. 의료계에서는 이러한 변화가 동맥경화를 불러오고, 뇌경색 및 심장 질환 증가의 원인이 되는 건 아닌지 우려하는 목소리가 있습니다.

인슐린 분비를 촉진해 식욕을 억제하는 EPA

EPA도 DHA도 사람의 몸속에서는 만들 수 없는 필수지방산입니다. 필수지방산은 필수아미노산처럼 인체 내에서 만들 수 없기 때문에 꼭 음식으로 먹어야 합니다. 이 중에서도 **EPA는 혈당을 조절하는 데 도움이 된다**고 알려져 있으므로 적극적으로 섭취할 것을 권합니다.

EPA를 섭취하면 'GLP-1(글루카곤 유사 펩타이드-1)'의 분비가 촉진됩니다. GLP-1은 '다이어트 호르몬'이라고도 불립니다. 왜냐하면 인슐린 분비를 촉진하여 필요 이상으로 과식하지 않도록 식욕을 억제하는 작용을 하기 때문입니다. 이러한 작용 때문에 당뇨병 치료제로 사용되기도 합니다.

GLP-1은 음식으로 직접 섭취할 수는 없습니다. 따라서 식생활

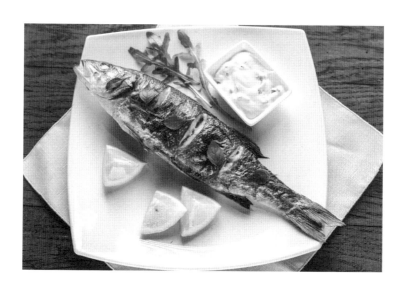

'생선을 자주 먹는 사람은 혈당 수치가 낮고
인슐린 저항성이 억제된다'는 사실이 발표되었다.

로 해결하고 싶다면 EPA가 풍부한 음식을 섭취해 GLP-1의 분비를 촉진할 필요가 있습니다.

다만, EPA나 DHA는 산화하기 쉽다는 약점이 있습니다. 산화하면 과산화지질로 변해 동맥경화를 가속하는 역효과를 불러일으킵니다. 이를 방지하려면 항산화물질과 함께 섭취해야 하는데, 예를 들어 등푸른생선에 레몬 등의 감귤류를 짜서 뿌려 먹으면 비타민 C나 비타민 E의 작용으로 산화를 방지할 수 있습니다.

지중해식 식사로 당뇨병 위험을 낮추자

건강한 식사로 세계적인 관심을 끌고 있는 것이 바로 '지중해식 식사'입니다. 지중해식 식사는 채소와 과일, 생선류, 견과류, 올리브유 등을 충분히 섭취하는 지중해 연안의 전통적인 식사 방식입니다.

스페인 보건부의 지원을 받은 한 연구 조사에 따르면, 이 식사 방식을 따르고 있는 지중해 연안 발렌시아 주의 사람들은 나쁜 콜레스테롤에 의한 산화스트레스가 억제되어 동맥경화가 예방된다는 사실이 밝혀졌습니다.

이뿐만이 아닙니다. '생선을 자주 먹는 사람은 혈당 수치가 낮고 인슐린 저항성(인슐린의 작용이 저하되는 것)이 억제된다'는 사실도 발표되었습니다. 조사에 참여한 연구진은 '생선에 함유되어 있는 오메가-3 지방산이 인슐린 저항성을 개선해주기 때문에 생선 지방을 섭취하면 2형 당뇨병의 발병을 억제할 수 있다'라는 견해를 발표했습니다.

혈당 수치를 낮추고 당뇨병을 예방하기 위해서 식전 양배추 먹기와 함께 등푸른생선을 적극 섭취할 것을 권장합니다.

| 지방의 종류와 특징 |

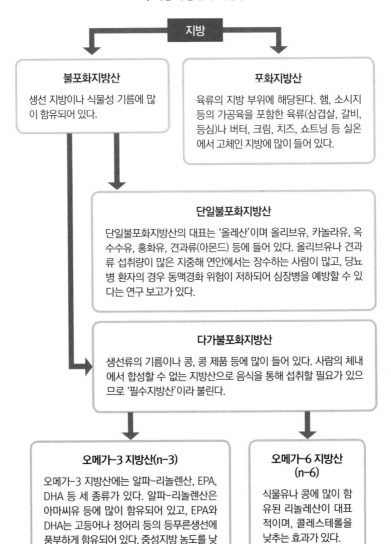

지방

불포화지방산

생선 지방이나 식물성 기름에 많이 함유되어 있다.

포화지방산

육류의 지방 부위에 해당된다. 햄, 소시지 등의 가공육을 포함한 육류(삼겹살, 갈비, 등심)나 버터, 크림, 치즈, 쇼트닝 등 실온에서 고체인 지방에 많이 들어 있다.

단일불포화지방산

단일불포화지방산의 대표는 '올레산'이며 올리브유, 카놀라유, 옥수수유, 홍화유, 견과류(아몬드) 등에 들어 있다. 올리브유나 견과류 섭취량이 많은 지중해 연안에서는 장수하는 사람이 많고, 당뇨병 환자의 경우 동맥경화 위험이 저하되어 심장병을 예방할 수 있다는 연구 보고가 있다.

다가불포화지방산

생선류의 기름이나 콩, 콩 제품 등에 많이 들어 있다. 사람의 체내에서 합성할 수 없는 지방산으로 음식을 통해 섭취할 필요가 있으므로 '필수지방산'이라 불린다.

오메가-3 지방산(n-3)

오메가-3 지방산에는 알파-리놀렌산, EPA, DHA 등 세 종류가 있다. 알파-리놀렌산은 아마씨유 등에 많이 함유되어 있고, EPA와 DHA는 고등어나 정어리 등의 등푸른생선에 풍부하게 함유되어 있다. 중성지방 농도를 낮추고 혈액을 깨끗하게 하는 효과가 있다.

오메가-6 지방산 (n-6)

식물유나 콩에 많이 함유된 리놀레산이 대표적이며, 콜레스테롤을 낮추는 효과가 있다.

콩에 든 이소플라본도 혈당을 내려준다

이소플라본은 콩과의 식물에 들어 있는 화학물질로, 항산화 기능을 하는 '폴리페놀'의 일종입니다. 이소플라본에는 여러 종류가 있는데, 특히 대두에 함유된 대두이소플라본이 여성호르몬인 에스트로겐과 비슷한 작용을 한다고 알려져 있습니다. 에스트로겐의 분비량이 감소함에 따라 일어나는 여성 갱년기 장애는 대두이소플라본을 섭취하면 효과를 볼 수 있습니다.

또한 에스트로겐 분비량이 감소하면 뼛속 칼슘을 축적하는 힘이 저하되어 골다공증이 발생하기 쉽습니다. 이소플라본은 뼛속에 있는 칼슘이 녹아 나오는 것을 막는 작용도 하기 때문에 골다공증 예방 효과도 기대됩니다. 이외에 주름이나 처짐 등 피부 노화를 방지해 피부를 아름답고 건강하게 유지해주는 효과도 있습니다.

그런데 이렇게 건강 효과가 뛰어난 이소플라본이 2형 당뇨병의 발병 위험을 저하시키는 작용도 한다는 연구 결과가 있어서 더욱 주목받고 있습니다.

인슐린 저항성을 완화하는 이소플라본

콩에 든 이소플라본을 섭취하는 것으로 '내당능(耐糖能)'이 개선되고 인슐린 저항성이 완화되는 등 2형 당뇨병이 좋아질 수 있다는 연구 결과가 발표되었습니다. 내당능이란 문자 그대로 당을 감당하는 능력입니다. 즉, 혈액 속의 포도당 농도를 정상으로 되돌리는 힘을 말합니다.

일본에서 당뇨병이라고 진단받은 사람의 95%는 인슐린 작용이 저하된 2형 당뇨병입니다. 앞에서도 설명했지만, 인슐린의 작용이 저하되는 데에는 두 가지 원인이 있습니다.

첫 번째는 췌장의 기능이 약해져 인슐린 분비량 자체가 적어진 것이고, 두 번째는 간이나 근육 등의 세포가 인슐린 작용에 둔감해진 것입니다. 이른바 '인슐린 저항성'이 생긴 겁니다. 인슐린 저항성이 생기면 인슐린이 어느 정도 분비되고 있음에도 불구하고 제대로 작용하지 못하게 됩니다.

연구에 따르면, '이소플라본에는 인슐린 저항성을 완화하는 기능

이 있다'고 합니다. 이소플라본을 섭취하면 인슐린에 대한 수용성

이 높아져 인슐린 과잉 분비를 억제할 수 있다는 것입니다. 다만,

이는 해외의 연구 결과입니다.

이소플라본이 비만 여성의 당뇨병 발병 위험을 줄여준다

일본에서도 후생노동성의 연구팀이 '콩 식품 및 이소플라본의 섭

취와 2형 당뇨병 발병과의 관련성'을 조사했습니다. 그 결과, 콩 식

품이나 이소플라본을 많이 섭취하는 여성은 2형 당뇨병 발병 위험

이 줄어든다는 연구 결과를 발표했습니다. **콩 식품 섭취로 인해 여성**

의 당뇨병 발병 위험은 최대 38%나 감소했습니다. 다만, 이러한 경향은

비만 여성이나 폐경 후의 여성에게서만 발견할 수 있었습니다.*

연구팀은 이러한 결과가 이소플라본이 나타내는 에스트로겐 유

사 작용에 따른 결과일 수 있다는 견해를 밝혔습니다. 에스트로겐

이 인슐린 내성과 혈당 수치 상승에 관여하는 유전자들에 영향을

미치는 것으로 알려져 있는데, 이소플라본 또한 같은 작용을 하는

---

* 국내에서도 이소플라본과 여성 당뇨병 발병률 간의 상관관계에 관한 연구가 발표되었다. 질병관리본부 국립보건
연구원 유전체센터는 2001년부터 2015년까지 15년간 24만 명을 대상으로 실시한 '한국인유전체역학조사사업'
코호트 연구 성과 보고에서 '콩이 여성의 당뇨병 발병률을 크게 낮춘다'는 사실을 발표했다. 10년간 당뇨병 환자군
698명과 정상 대조군 698명을 비교한 결과 혈중 이소플라본 농도가 높은 그룹(518.4ng/mL 이상)이 낮은 그룹
(120.5ng/mL 이하)보다 당뇨병 위험이 42% 감소했다고 한다. 연구팀은 "콩에 들어 있는 이소플라본에 당뇨병 예
방 효과가 있다"고 말했다._편집자주

것으로 보인다는 겁니다.

여성을 대상으로 실시한 연구 결과이지만, 해외 연구에서는 2형 당뇨병에 대한 이소플라본의 유효성을 폭넓게 보여주고 있으므로 남성과 여성 모두에게 혈당을 낮추는 식품으로서 콩 세품을 추천합니다.

다만, 이소플라본에만 의지해서는 혈당치가 내려가지 않습니다. 채소와 단백질을 충분히 섭취하고 적당한 운동을 병행하는 생활이 무엇보다도 중요하다는 것을 잊지 말아야 합니다.

효능이 뛰어난 콩 추천 식품

콩 제품이라고 하면 두부나 유부 종류, 두유 등이 가장 먼저 떠오릅니다. 그런데 여기에 두 가지 식품을 더 추천하고 싶습니다.

하나는 콩과에 속하는 '**콩나물**'입니다. 종자가 콩이기 때문에 대두이소플라본이나 사포닌이 풍부할 뿐 아니라 비타민 C와 식이섬유도 풍부해서 혈당을 낮추는 데 정말 좋은 채소입니다. 또한 열량이 낮은 데다 부피를 늘리는 증량 재료로 넣기에도 좋아서 다이어트 식품으로 활용도가 높습니다. 아삭아삭 씹는 맛이 있어 나물이나 국 등으로 만들어두면 '식전 양배추 먹기'의 강력한 아군이 됩니다. 언제든 부담 없이 먹을 수 있도록 간은 약하게 합니다.

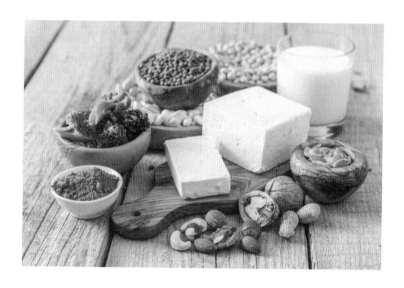

콩에 들어 있는 '이소플라본'은 당뇨병 발병 위험을 낮춘다.
채소, 단백질 식품과 함께 콩 식품도 충분히 섭취하자.

또 다른 추천 식품은 이집트콩이라고도 불리는 '**병아리콩**'입니다. 색이 짙을수록 항산화물질과 식이섬유가 풍부하며, 밤과 비슷한 풍미로 씹을수록 고소하고 단맛이 나는 게 특징입니다.

병아리콩은 **콩 중에서도 칼슘과 단백질 함량이 높아** 영양 면에서 탁월할 뿐 아니라 비타민 C와 철분 역시 풍부하여 빈혈과 면역력 증진에 도움을 줍니다. 또한 섬유질 함량이 높아 나쁜 콜레스테롤의 혈중 농도를 감소시키고 혈당 유지에도 도움을 주므로 당뇨병 환자에게 적극 추천합니다. 콩 속의 풍부한 섬유질과 단백질은 포만감을 주기 때문에 다이어트에도 효과적입니다.

병아리콩은 밥을 지을 때 넣어 먹으면 영양상 상호보완이 되어 좋습니다. 불린 콩을 푹 삶은 후 으깨서 수프로 끓여 먹거나 삶아서 샐러드에 넣어 먹으면 혈당 조절과 영양을 동시에 챙길 수 있습니다.

| 대두이소플라본을 많이 함유하고 있는 식품(200g에 포함된 양) |

상품명	평균치	상품명	평균치
콩	280.8mg	비지	21.0mg
삶은 콩	142.2mg	유부 종류	78.4mg
튀긴 콩	401.4mg	낫토	147.0mg
콩가루	532.4mg	된장	99.4mg
두부	40.6mg	간장	1.8mg
얼린 두부	177.0mg	두유	49.6mg

(일본 후생과학연구소식품 중 '식물 에스트로겐에 관한 조사 연구 1998'을 바탕으로 산출)

빨리 먹는 습관이
혈당을 상승시키는 이유

당뇨병 환자는 식사할 때 천천히 먹는 습관을 들여야 한다는 말을 많이 합니다. 천천히 먹는 것과 혈당은 무슨 상관이 있기에 그러는 걸까요?

음식을 빨리 먹는 사람은 과식하는 경향이 있습니다. 필요한 만큼 먹었음에도 불구하고 배가 부르다고 느끼지 못해 계속 먹는 것입니다. 과식하면 췌장은 급상승한 혈당을 낮추기 위해 대량의 인슐린을 만들어내야 하니, 혈당 조절이 어려워지는 것은 당연합니다.

음식을 빨리 먹어서 생기는 과식을 방지하려면 어떻게 먹을 때 내 몸이 포만감을 느끼는지, 그 메커니즘을 이해할 필요가 있습니다. 그러면 포만감 있는 식사를 하게 되어 과식을 예방하고 혈당 관리에도 도움이 될 수 있습니다.

포만감과 공복감을 느끼는 메커니즘

우리 몸에는 포만감과 공복감을 느끼는 기관이 있습니다. 식사를 해서 포만감을 느끼는 기관을 '포만중추(만복중추)', 다양한 활동으로 에너지를 사용해서 공복감을 느끼는 기관을 '섭식중추'라 하는데, 이러한 식욕조절중추는 모두 간뇌의 시상하부(p.166 그림 참조)에 있습니다.

포만감과 공복감은 혈액 속 포도당과 유리지방산의 농도에 따라 결정됩니다.

식사를 통해 체내에 에너지가 공급되면 혈액 속 포도당의 농도가 올라갑니다. 이 정보는 포만중추에 즉각 전달됩니다. **포만중추는 혈당 상승을 감지해 몸에 필요한 에너지양인지 아닌지를 판단합니다.** 그런 다음 '더는 에너지가 필요 없다'라고 판단하면 포만감을 느끼게 하고 식욕을 떨어뜨립니다. 이 메커니즘에 따라 우리 몸은 음식물의 섭취량을 적당한 수준으로 조절하는 것입니다.

체내에 공급된 에너지는 다양한 활동을 통해 소비됩니다. 그러면 혈당치가 내려가서 몸에 축적되어 있던 지방을 분해해 부족한 에너지를 만들려고 합니다. 지방을 분해할 때 생기는 물질이 '유리지방산'입니다.

혈액 속에 유리지방산이 늘어나면 그 정보가 섭식중추로 보내져 공복감을 느끼게 됩니다. 그러면 '에너지를 보급하라'는 명령이 내려져 '배가

| 뇌가 포만감을 느끼는 시스템 |

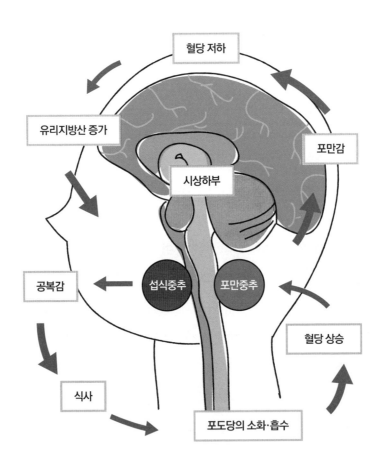

고프니까 식사를 하자'라는 주기가 반복되는 것입니다.

'씹는 자극'으로 포만감을 얻는 시간을 벌자

음식을 먹는다고 해서 바로 혈당이 상승하지는 않습니다. 포만중추가 혈당 상승을 감지하는 데는 음식을 먹기 시작한 순간부터 약 10분 이상이 필요합니다. 혈당 상승을 포만중추가 감지하지 못하면 '배가 부르다'라고 느낄 수 없습니다.

음식을 빨리 먹는 사람은 혈당이 상승했다는 정보가 포만중추에 전달되는 10분 사이에 음식을 지나치게 많이 먹게 되므로 비만이 되기 쉽습니다. 증가한 체지방은 다시 인슐린의 활동을 방해하기 때문에 빨리 먹는 습관은 체지방 증가와 인슐린 기능 저하라는 악순환의 고리를 형성하여 혈당 상승을 가속화합니다.

앞에서 나는 혈당 수치를 낮추기 위해서는 체중을 2~3kg 정도 줄일 필요가 있다고 했습니다. 그러려면 과식은 고사하고, 지금의 식사에서 에너지 섭취량을 줄여야만 합니다.

이는 포만중추 시스템을 근거로 하면 간단합니다. 지금까지의 식사량을 다 먹기 전에, 즉 이제까지 섭취한 에너지양보다 적은 단계에서 포만중추를 자극하면 됩니다.

'식전 양배추 먹기'는 익히지 않은 딱딱한 양배추를 천천히 씹는 물리적 자극을 통해 치아 아래에 있는 지각신경이 뇌의 포만중추에 신호를 보내기 때문에 약 10분 사이에 포만감을 느끼게 해줍니다. 5cm 정도로 크게 썬 양배추를 천천히 씹다 보면 어느새 공복감이 사그라집니다. 자연히 주식의 섭취량이 줄어드는 효과를 볼 수 있습니다. 양배추는 저열량 식품인 데다 식이섬유가 풍부해서 많이 먹어도 혈당이 높아지거나 살찔 걱정은 없습니다.

식사는 시간을 들여 잘 씹어 먹는다

일본의 후생노동성에서는 한입에 30회 이상 씹어 먹는 것을 목표로 하는 '씹기 30' 운동을 제안하고 있습니다. '음식을 잘 씹어 먹고 건강 증진을 도모합시다!'라고 일본 정부도 권하고 있습니다.

음식을 꼭꼭 잘 씹으면 타액(침) 분비가 촉진됩니다. 타액에는 '아밀라아제'라는 소화 효소가 있어서 탄수화물의 소화·흡수를 도와줍니다. 또한 30회 이상 씹어 먹으면 덜 씹어 삼키는 것보다 체내에서 받아들이기 쉬워지고, 이는 그만큼 췌장의 일을 덜어주는 셈이 됩니다. 당뇨병 환자에게 잘 씹어 먹는 일이 중요한 것은 이런 이유입니다.

뿐만 아니라 씹는 운동에는 반복되는 리듬이 있습니다. 이 단조로운 리듬이 뇌 내에 세로토닌이라는 물질을 증가시키고, 이것은 포만중추 자극으로 이어집니다. 포만감을 얻는 데에는 혈액 속 포도당 농도뿐 아니라 씹는 운동도 크게 작용합니다. 이런 연유로 음식을 잘 씹지 않고 삼키는 사람은 포만감을 얻기가 어렵습니다.

식전 양배추 먹기뿐 아니라 모든 식사에서 '씹는 행위'가 가져오는 효과를 기억해 잘 씹어 먹는 습관을 몸에 익히도록 합시다. 이것이 바로 혈당을 낮추는 식사법입니다.

후루룩 먹을 수 있는 면류나 국밥은 주의

씹지 않고 삼키는 대표적인 요리는 면류입니다. 면 요리를 좋아하는 사람은 특히 잘 씹는 것을 의식하면서 과식하지 않도록 주의합시다.

또 밥이라 해도 술술 삼킬 수 있는 국밥이나 오차즈케(녹차에 밥을 말아 먹는 음식) 등은 피했으면 합니다. 일전에 내 환자 중 '오차즈케만 먹는데 살이 찌는 게 이상해요'라고 했던 사람이 있었는데, 이야기를 잘 들어보니 오차즈케를 하루에 다섯 번이나 먹었더군요. 명백한 과식인데 말아서 마시듯 먹다 보니 밥의 양을 의식하지 못한 것입니다. 식사를 할 때는 밥 따로, 국 따로의 방식을 유지하고, 말아 먹는 음식은 되도록 삼가는 게 혈당 조절에 유리합니다.

비만한 사람은 공복감이나 포만감을 모르게 된 사람이 많습니다. 배가 고프면 먹고 배가 부르면 그만 먹는다가 아니라 배부르다는 감각 자체를 얻을 수 없으므로 먹기 시작하면 멈출 수가 없는 것입니다. 그렇게 되면 '맛있다'라는 감각도 사라져버립니다.

잘 씹어서 음식의 맛을 음미하면 미각도 되살아나고 식사에 대한 만족감이 올라갑니다. 이러한 만족감도 과식 방지로 이어져 혈당 관리를 수월하게 해줍니다.

잘 씹는 것은 비만과 2형 당뇨병을 예방해준다

음식을 빨리 먹는 사람일수록 비만 경향이 있다는 것은 이미 다양한 조사를 통해 밝혀졌습니다.

히로시마대학의 조사에서도 음식을 빨리 먹는 사람은 비만이 되기 쉽고, 2형 당뇨병이나 심장병, 뇌졸중 등의 위험을 높이는 대사증후군 발병 확률이 높다는 것이 확인되었습니다. 이 조사는 대사증후군 판정을 받지 않은 평균 연령 51.2세의 남성 642명과 여성 441명을 대상으로 5년에 걸쳐 진행되었습니다. 연구팀은 이들을 '음식을 빨리 먹는 사람', '보통 속도로 먹는 사람', '천천히 먹는 사람'의 세 그룹으로 나눠 식습관이 향후 질병 발생에 어떠한 영향을 주는지를 관찰했습니다. 여기서 천천히 먹는 기준은 '시간을 들여 잘 씹어 먹는다'를 의미합니다.

그 결과, 빨리 먹는 사람에게 대사증후군이 발병한 확률은 11.6%, 보통 속도로 먹는 사람은 6.5%, 천천히 먹는 사람은 2.3%였습니다. 또한 이 조사에 따르면 음식을 빨리 먹는 습관은 체중 증가, 혈당 수치 상승, 허리둘레 증가와도 관련이 있다고 합니다.

체중을 줄이고 혈당치를 낮추기 위해선 식사량만 줄이면 된다고 생각하는 사람이 있을지 모릅니다. 그러나 지금까지 먹어왔던 식사량을 갑자기 줄이면 나중에 반드시 배가 고파집니다.

'식사량을 줄일 거야!'라고 아무리 결심한다 한들, 줄인 양을 유지할 수 있는 것은 3일일까요, 1주일일까요? 예를 들어 한 달 동안 계속했다고 해도 '식욕'이라는 본능에는 이기지 못하고 결국 요요 현상을 겪게 될 것입니다.

식사량을 줄이겠다는 의지가 얼마나 덧없는 것인지, 모두 경험을 통해 알고 있을 겁니다. 나의 의지력만으로는 공복도 식욕도 이길 수 없습니다.

식욕을 충족시키고 포만중추를 자극하면서 혈당 수치까지 낮추고 싶다면 식전 양배추 먹기를 실천하면서 식사 전체를 천천히, 꼭꼭 씹어 먹도록 합니다. 꾸준히 해서 습관을 들이면 결코 어렵지 않습니다.

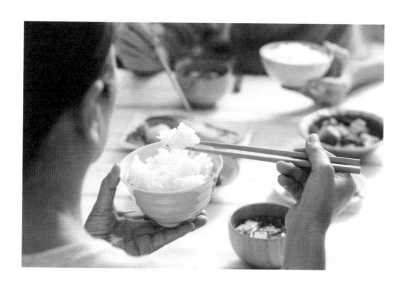

잘 씹어 먹으면 체내에서 받아들이기 쉬워지기 때문에
그만큼 췌장의 일을 덜어주는 셈이 된다.
또한 포만감을 느끼게 되어 과식하지 않게 된다.

혈당을 낮춰주는 음료

지난 몇 년간 내가 환자들에게 꾸준히 주의를 요하는 식품이 바로 '음료'입니다. 예전에는 목이 마를 때 물이나 차를 마셨다면, 요즘은 스포츠음료나 과일주스 등을 마시는 경우가 많습니다. 그런데 이러한 음료 때문에 혈당이 요동치고, 혈당 조절이 더 힘들어진다는 걸 알고 있나요?

시중에 판매되는 스포츠음료나 과일주스에는 액상과당이 많이 함유되어 있습니다. 액상과당은 설탕에 비해 저렴하고 단맛이 강해 과자류나 음료수 제조에 널리 이용되고 있지요.

액상과당이 함유된 음료를 하루에 두 잔씩 마시면 마시지 않은 사람보다 당뇨병에 걸릴 확률이 60% 이상 높아진다는 연구 결과가 있습니다. 또한 액상과당은 설탕보다 체내 흡수가 빨라 혈당 스파이크를 유발

Part 3 혈당을 올리지 않는 식품과 섭취 방법

하므로 혈당이 높거나 당뇨병 환자라면 더더욱 이런 음료를 마시지 말아야 합니다.

설탕이나 액상과당이 든 음료는 혈당의 적

우리 몸은 땀이나 소변, 대변 등으로 하루에 약 2~2.5L 정도의 수분을 배출하고 있습니다. 수분을 배출한 상태로는 탈수증상이 나타날 수 있기 때문에 비슷한 양의 수분을 섭취해야 합니다. 보통 0.5~1L는 음식에서 섭취하므로 1.5L 정도는 음료를 통해 수분을 보충할 필요가 있습니다.

우유나 마시는 요구르트를 잔뜩 들이켜면 나름의 포만감을 얻을 수 있고, 수분 보충에도 좋다고 생각할 수 있습니다. 그러나 하루 섭취량은 200mL입니다. 우유에는 지질도 많기 때문에 정해진 양만큼만 마시도록 합니다.

'한 병으로 하루치 채소를 먹을 수 있다'고 강조하는 주스는 어떨까요? 안타깝게도 이런 주스에는 정작 중요한 식이섬유가 부족합니다. 게다가 맛을 조절하기 위해 채소 외에 쓸데없는 당분도 들어 있어 혈당 조절에는 좋지 않습니다.

지금부터라도 목이 마르면 물이나 차를 마시는 버릇을 들입시다. 시중에 판매되는 음료를 사 먹어야 할 때는 영양성분표를 살펴 **당**

분이 들어 있지 않은 음료를 선택해 마십니다.

식후에 뭔가 한 잔을 마시고 싶을 때는 녹차를 추천합니다. 녹차에 함유된 카테킨은 소화 효소의 활동을 억제하는 작용을 하므로, 음식을 천천히 소화·흡수하게 되어 혈당의 급상승을 막는 효과를 기대할 수 있습니다. 이밖에 혈당에 신경 쓰지 않고 마실 수 있는 음료로는 아메리카노, 홍차, 허브차, 우엉차 등이 있습니다.

커피는 당뇨병에 효과적이다?

최근 들어 커피가 당뇨병에 미치는 영향에 관해 세계 각국에서 연구가 진행되고 있으며, 그 결과로서 2형 당뇨병에 대한 예방 효과가 주목을 받고 있습니다.

네덜란드의 추적조사에서는 '하루에 7잔 이상 커피를 마신 사람은 2잔 이하로 마신 사람에 비해 2형 당뇨병 위험도가 절반'이 된 것으로 나왔고, 핀란드의 조사에서는 '하루에 3~4잔의 커피를 마신 결과 마시지 않은 사람에 비해 여성은 29%, 남성은 27% 정도 당뇨병과 연관될 확률이 감소했'라는 결과가 나왔습니다.

커피에는 내당능장애 예방 효과가 있다는 연구 결과도 있습니다. 내당능이란 식사 때문에 오른 혈당을 낮춰 정상으로 유지하는 작용을 말합니다. 이러한 작용에 이상이 생기면 예비 당뇨 환자가 되는 것입니다. 연구팀은 커피를 많이 마시는 사람일수록 정상 혈당 수치를 유지하기 쉬우며, 매일 커피 5잔을 마시면 40% 가까이 당뇨병에 걸릴 위험이 낮아진다는 사실을 알게 되었습니다.

세계 각국의 연구 성과 때문인지 근래에 커피와 2형 당뇨병의 관계에 대한 다양한 보고를 정리한 분석 결과가 공표되었습니다. 이에 따르면 **하루에 3~4잔의 커피를 마시면 당뇨병에 걸릴 위험이 약 25% 감소한다**고 합니다. 다만, 커피의 어느 성분이 그와 같은 결과를 가져오는지는 아직 확실히 밝혀지지 않았습니다.

커피를 즐겨 마시는 것은 혈당을 낮추는 데 해가 되는 일은 아닌 듯합니다. 단, 커피에 설탕이나 시럽을 넣지 않는 것이 아주 중요합니다. 커피를 마실 때 도저히 무설탕으로는 마시지 못하겠다는 사람은 저열량 감미료로 단맛을 보충합니다.

같은 커피라도 **캔커피**는 '혈당의 적'입니다. 놀랄 만큼 많은 액상과 당을 함유하고 있다는 사실을 잊지 말고 절대 마시지 않도록 합니다.

커피가 혈당에 도움이 되는 작용도 하지만, 커피에 들어 있는 카페인은 각성 작용과 이뇨 작용, 두통, 피로, 가벼운 우울증 등의 원인이 된다고도 알려져 있습니다. 과도하게 마시지 않도록 주의합니다.

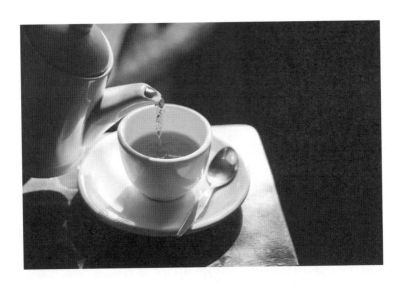

목이 마르거나 식후에 뭔가 한 잔을 마시고 싶을 때는
스포츠음료나 과일주스 대신 녹차나 커피를 마신다.

Part 3 혈당을 올리지 않는 식품과 섭취 방법

사회생활 중 음주를 할 때의 주의점

    혈당 수치가 높은 남성은 술을 줄이도록 지도하는 일이 많지만, 사실 알코올 자체가 혈당을 높이는 것은 아닙니다. 술은 1g에 7kcal로 고열량 식품이긴 하나, 이는 '엠티 칼로리(Empty Calory)'라 불리는 체내에서 바로 연소하는 에너지입니다.

    혈당을 높이는 것은 당질입니다. 술은 체내에서 포도당이 되지 않기 때문에 직접 혈당을 높이는 작용은 하지 않습니다. 다만, 간접적으로 혈당을 높이고 과식을 유발하기 때문에 주의가 필요합니다.

술이 혈당을 높이는 두 가지 이유

일반적으로 체내에 흡수된 당질은 포도당으로 분해되어 간으로 보내진 뒤, 혈액을 타고 온몸으로 운반됩니다. 이후 사용되지 않고 남은 포도당은 다시 간으로 돌아와 글리코겐이 되어 축적됩니다.

술은 축적된 글리코겐이 포도당으로 분해되는 것을 촉진하는 작용을 하므로 술을 마시면 혈당이 올라가게 됩니다. 이는 비록 일시적이지만 술이 간접적으로 혈당을 올리는 첫 번째 이유입니다.

두 번째 이유는 술 자체가 아니라 술에 함유된 당질입니다.

술은 크게 양조주와 증류주로 나눌 수 있습니다. 일본주나 맥주 등의 양조주는 곡물이나 과일 등을 발효시켜 만든 것으로 당질을 포함하고 있어서 혈당을 높입니다. 매실주 같은 달콤한 과실주나 칵테일은 더욱 주의해야 합니다. 베이스는 증류주이지만 설탕이 잔뜩 들어 있기 때문에 혈당을 높입니다.

혈당 관리를 위해 음주는 피했으면 하지만, 사회생활 때문에 어쩔 수 없이 마셔야 한다면 소주나 위스키, 브랜디 등 **당질을 포함하지 않은 증류주를 선택**하길 권합니다. 안주와 함께 천천히 마시며, 절대 과음하지 않도록 합니다.

안주의 열량과 당질을 체크하라

술의 열량이나 당질보다도 주의해야 하는 것이 안주의 열량과 당질, 염분입니다. 사실 혈당을 높이지 않도록 배려한 소량의 반주용 안주라면 그렇게 걱정할 필요는 없습니다. 그러나 회사의 신년회나 송년회, 관혼상제, 동창회, 회식 등의 술자리에는 고열량에 당질과 염분이 가득한 음식이 즐비하므로 조심하는 게 좋습니다.

술자리에서 피해야 할 안주는 감자튀김, 오코노미야키, 튀김만두, 감자크로켓, 피자 등입니다. 당질과 지질을 잔뜩 함유하고 있기 때문입니다. 여기에 술을 마시고 난 뒤 마무리로 라면을 먹는 것은 혈당 조절의 최대의 적이라는 사실을 절대 잊지 마세요.

반대로 먹어도 좋은 안주는 회, 닭꼬치, 생선구이, 차가운 연두부, 잎채소무침, 삶은 풋콩, 치즈 등입니다. 전부 당질이 적은 것들입니다.

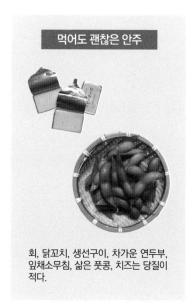

먹어도 괜찮은 안주

회, 닭꼬치, 생선구이, 차가운 연두부, 잎채소무침, 삶은 풋콩, 치즈는 당질이 적다.

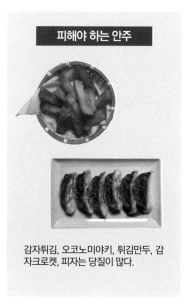

피해야 하는 안주

감자튀김, 오코노미야키, 튀김만두, 감자크로켓, 피자는 당질이 많다.

사회생활로 술을 마실 때는 '식전 양배추 먹기'를 거의 실천할 수 없습니다. 나 역시 강연 때문에 지방에 가면 해당 지역의 분들이 대접해주는 맛있는 술과 음식을 배불리 먹게 되는데, 그럴 때는 다음 날 저녁에 양배추와 익힌 채소만 먹습니다.

술자리에서 음식을 잔뜩 먹었다면, 다음 날과 그다음 날에는 저녁밥을 먹지 않거나 밥을 절반만 먹도록 합니다. 이렇게 탄수화물을 조절하거나 열량이 낮은 식사에 유의하며 2~3일간 열량을 맞춰서 혈당을 조절합니다.

술을 밥으로 환산해보자

앞에서 술은 '엠티 칼로리'로 바로 연소하는 에너지라고 이야기했습니다. 하지만 고열량인 것은 틀림없습니다.

술을 마시지 말라고 이야기하지는 않지만, **이왕 '식전 양배추 먹기'를 시작하려고 한다면 '술=고열량 식품'이라는 인식을 갖고 저녁 모임이나 술자리에 참석하도록 합시다.** 소주 1홉(약 180mL), 위스키 더블 2잔은 가볍게 푼 밥 한 공기와 같은 200kcal라는 걸 잊지 마세요.

그런데 엠티 칼로리임에도 불구하고 왜 술을 좋아하는 사람은 배가 불룩 나오는 걸까요?

술을 좋아하는 사람이 술집에서 가장 먼저 하는 말은 '우선 맥주부터!'입니다. 맥주를 마신 뒤에는 소주나 일본주로 나아갑니다. 혈당이 신경 쓰이면서도 술김에 '딱 오늘만!' 하면서 당질과 열량이 높은 안주를 가리지 않고 먹습니다.

유럽과 미국에서는 맥주를 너무 먹어서 나온 배를 '가짜 쿠싱병'이라고 부릅니다. '쿠싱병'이란 부신(좌우 콩팥 위에 있는 내분비샘)에 코

| 술의 적정량 [밥 1공기(120g=약 200kcal)와 같은 양] |

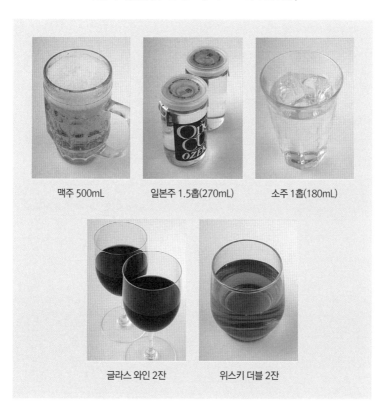

맥주 500mL   일본주 1.5홉(270mL)   소주 1홉(180mL)

글라스 와인 2잔   위스키 더블 2잔

르티솔(Cortisol)을 다량으로 분비하는 종양이 생겨 발생하는 병으로, 얼굴이 둥글게 부어오르거나 배가 불룩 나오거나 목 뒤에 지방이 붙는 등의 증상이 나타납니다.

맥주를 마시면 다음 날 코르티솔 분비가 마시지 않은 날에 비해 2배나 증가합니다. 코르티솔의 증가가 내장지방을 증가시켜서 배가 나오게 됩니다. 쿠싱병 환자의 불룩 나온 배와 맥주를 먹어 나온 배가 똑같아서 '가짜 쿠싱병'이라고 부르는 것입니다.

맥주를 먹어서 나온 배가 상징하는 것처럼 음주 때문에 살이 찐 사람이 적지 않습니다. 알다시피 비만은 혈당 조절의 적입니다. 맥주 때문에 나온 배는 2주일 정도 금주하면 내장지방이 감소해 쏙 들어갑니다.

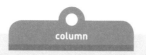

뷔페는 위험하다! 혈당을 낮추기 힘들어진다

뷔페에 가면 '좋아, 본전을 뽑자!' 하면서 한 번에 많이 먹기 쉬운데, 이렇게 먹는 것은 당연히 혈당 관리에 도움이 되지 않습니다.

그뿐만이 아닙니다. 폭식을 해서 급상승한 혈당은 급격하게 내려가기 때문에 일반 식사보다 공복감이 더 심합니다. 그러면 다음 식사에서 또 폭식할 가능성이 있습니다.

그럼, 한 번에 많이 먹지 않고 시간을 들여 조금씩 많이 먹으면 괜찮은 걸까요?

아닙니다! 다소 개인차가 있지만 혈당이 최고조에 달하는 것은 식후 1시간이 지날 무렵입니다. 시간을 들여 계속 먹으면 처음에 먹은 양 때문에 혈당치가 가장 높아졌을 때 당질이 더 추가되어 고혈당 상태가 지속됩니다. 여기에 섭취 열량까지도 엄청나게 늘게 되니, 어떻게 먹어도 뷔페는 위험하다는 사실을 염두에 두어야 합니다.

어쩔 수 없이 뷔페에서 식사를 해야 한다면 PART 2에서 소개한 '먹는 순서'와 양을 지켜 식사하도록 합니다. 샐러드 코너에서 시작해 다양한 채소를 충분히 섭취한 뒤 회나 스테이크를 먹고, 국수나 밥은 반 공기 수준으로 먹는 겁니다. 뷔페에서는 튀김 요리나 달달한 디저트는 생략합니다.

혈당을 잡으면 당뇨병과 각종 질환이 낫는다!

비만, 당뇨병, 이상지질혈증, 감염증까지…
혈당이 안정되면 모두 해결된다!

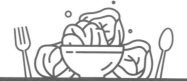

3개월 실천으로 인생이 바뀐 사람들

"당뇨병은 아닌데 혈당이 높아서 늘 고민이었다. 우연히 식전 양배추 먹기를 실천하고 정상으로 돌아왔다. 지금도 매일 먹고 있다."

"20년간 먹어온 당뇨약을 줄였다. 피로감이 줄고 우울증까지 개선되었다."

"당뇨 환자는 소식에 대한 강박이 있는데, 식전 양배추를 실천하고부터는 공복감에 시달리지 않아 좋다. 배부르게 식사하는데도 혈당은 떨어지니 정말 신기할 따름!"

"입이 심심하거나 배가 고플 때 양배추를 먹었을 뿐인데 살도 빠지고 피부도 좋아졌다. 지금은 나보다 가족들이 더 챙겨 먹는다."

"식전 양배추를 실천하고 나서 혈당뿐 아니라 고혈압, 콜레스테롤 수치까지 정상 범위로 돌아왔다. 당뇨 합병증의 공포로부터 탈출!"

'식전 양배추 먹기'를 성공적으로 마친 분들이 남긴 후기입니다. 모두들 처음에는 반신반의하면서 실천했지만 조금씩 효과가 나타나자 멈출 수가 없었다고 했습니다.

일반 사람들뿐만이 아닙니다. 나의 강의를 듣고 동료 의사들도 실천했는데, 모두 혈당은 물론 고혈압과 비만, 각종 질환까지 호전시킬 수 있었습니다.

국립순환기병 연구센터병원에서 심장과 혈관 질환 전문의로 일하고 있는 야나세 마사노부 선생님은 식전 양배추 먹기를 3개월간 실천한 결과 체중뿐 아니라 혈당과 당화혈색소까지 정상이 되었습니다. 공복혈당은 150mg/dL에서 98.6mg/dL로, 당화혈색소는 5.8%에서 4.6%까지 떨어졌지요. 야나세 선생님은 CT에서 심근경색의 위험성도 발견되었습니다만, 살을 빼고 그런 위험 요소가 사라졌고 당뇨병도 극복할 수 있었습니다.

나가노 시 오오오카 진료소 원장인 우치바 키요시 선생님은 더 드라마틱한 효과를 보았습니다. 6개월간 매일 식전 양배추 먹기와 운동을 실천한 결과 체중을 무려 40kg이나 감량했고, 공복혈당은

284mg/dL에서 85.0mg/dL로, 당화혈색소는 11.1%에서 4.9%로 떨어뜨렸습니다. 그간 맞았던 인슐린 주사는 더이상 필요 없게 되었습니다.

식전 양배추 먹기를 성공적으로 마친 분들은 처음에는 체중이 줄고 혈당 수치가 낮아지는 것에 놀라고, 그다음에는 전반적인 몸의 컨디션과 체력이 좋아지면서 앓고 있던 만성질환까지 개선되어 놀라게 된다고 했습니다. 이밖에 무기력증, 피부 건조, 시력 저하, 손발 저림 등의 불편한 증상도 함께 좋아집니다.

혈당 수치가 떨어지면 당뇨병에 걸릴 위험이 줄어든다는 정도만 생각하기 쉬운데, 그렇지 않습니다. 혈당이 사실은 당뇨병뿐 아니라 건강 상태의 모든 것을 결정한다고 해도 과언이 아니지요.

식전 양배추 먹기로 혈당을 잡으면 당뇨병은 물론이고, 각종 만성질환을 개선하고 예방할 수 있습니다.

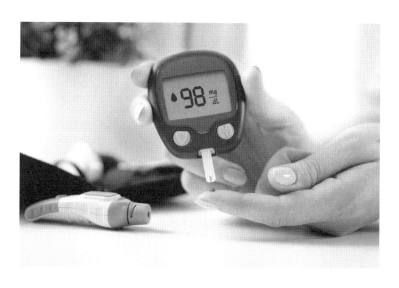

'식전 양배추 먹기'를 성공적으로 마치면
체중이 줄고 혈당 수치가 정상적으로 회복된다.
각종 만성질환도 호전된다.

비만이 해결된다

예비 당뇨 환자나 초기 당뇨병 환자 중에는 내장지방이 많아 배가 불룩 나온 사람을 많이 볼 수 있습니다. 배가 불룩 나오는 큰 원인은 내장비만, 즉 내장지방을 잔뜩 끌어안고 있어서 지방세포가 증식하고 있기 때문입니다.

내장지방이나 이소성 지방 등의 지방 과다가 당뇨병 발병의 원흉이라는 것은 앞서 설명한 바 있습니다.

식전 양배추 먹기를 잘 지키면 혈당이 떨어질 뿐 아니라 체지방도 줄어듭니다. 특히 배가 불룩 나온 중년 남성은 1~2주만 실시해도 허리둘레가 달라집니다.

고혈당에 비만이면 더욱 비만을 부른다?!

최근 연구 결과에 따르면 먹으면 먹을수록 사람의 지방세포는 증가한다고 합니다. 증식해서 비대해진 지방세포에서는 인슐린의 작용을 방해하는 'TNF-α'나 '리지스틴'이 대량으로 분비됩니다. 이 나쁜 호르몬 때문에 혈당이 올라가도 인슐린의 효능이 저하되어 더 많은 인슐린이 필요해지고, 인슐린을 점점 낭비하게 됩니다.

이러한 상태가 만성화되면 췌장에 피로가 쌓여 결국에는 인슐린을 만들지 못하게 됩니다.

한편, 마른 사람의 작은 지방세포에서는 지방의 연소나 포도당의 흡수를 촉진하여 인슐린의 효능을 높이는 '아디포넥틴 (Adiponectin)'이라는 물질이 분비됩니다. 다른 이름으로는 '지방 분해 호르몬' 혹은 '장수 호르몬'이라고도 불리는 좋은 물질입니다.

신기하게 같은 사람의 지방세포라 해도 증식해서 비대해진 경우와 작고 아담한 경우는 전혀 다른 성질을 가진 물질이 분비됩니다. 이처럼 배 속에 숨어 있는 지방세포에는 정반대의 양면성이 숨어 있습니다.

고혈당인 상태로 비만을 방치하면 지방세포가 점점 증식하고 비대해지면서 혈당 조절도 안 되고 비만도 가속화되는 '건강의 악순환'에 빠지게 됩니다.

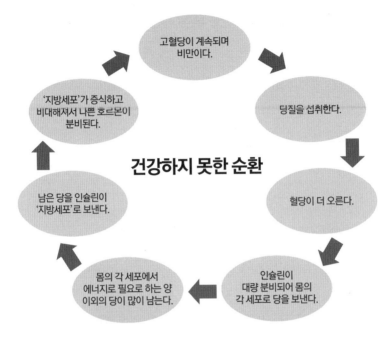

건강하지 못한 순환

- 고혈당이 계속되며 비만이다.
- 당질을 섭취한다.
- 혈당이 더 오른다.
- 인슐린이 대량 분비되어 몸의 각 세포로 당을 보낸다.
- 몸의 각 세포에서 에너지로 필요로 하는 양 이외의 당이 많이 남는다.
- 남은 당을 인슐린이 '지방세포'로 보낸다.
- '지방세포'가 증식하고 비대해져서 나쁜 호르몬이 분비된다.

지방세포의 양면성을 이용해 살을 뺀다

'건강의 악순환'을 멈출 방법이 있습니다. 지방세포의 양면성을 잘 이용하여 비만세포를 줄이고 작은 지방세포를 아군으로 만들면 건강의 악순환에서 탈출할 수 있습니다.

식후 혈당이 높아 예비 당뇨 환자로 진단받았던 30대 남성은 식전 양배추 먹기를 3개월간 실시하고 나서, 식후 혈당이 185mg/dL에서 123mg/dL로 떨어졌을 뿐 아니라 체중도 92kg에서 86kg으로 8kg이나 감소했습니다. 평소 비만 체형으로 살을 빼고 싶은 마음이 컸지만 실천하기 어려웠는데, 혈당 관리를 하다 보니 비만까지 해결되었다며 즐거워했지요.

단언컨대, 혈당이 높고 뚱뚱하며 예비 당뇨 환자나 초기 당뇨병이라고 진단받은 분은 약간의 노력만으로 비만을 해소할 수 있고 '건강의 악순환'을 '건강한 순환'으로 바꿀 수 있습니다.

'건강한 순환'이 궤도에 오르는 기준은 3개월, 현재 체중에서 3% 정도를 감량하면 됩니다. 100kg인 사람이라면 3kg, 80kg인 사람이라면 2.4kg을 감량하기만 해도 효과가 나타납니다.

2~3kg 감량하기만 해도 증식해 비대해진 지방세포가 작아져서 나쁜 호르몬의 분비량이 줄거나 전혀 분비되지 않을 수도 있습니다.

인슐린의 작용을 방해하는 나쁜 호르몬의 분비량이 감소하면 인슐린은 원래의 힘을 되찾습니다. 인슐린이 제대로 작용하게 되면 혈당이 상승해도 바로 내려가는 정상적인 상태로 돌아갑니다.

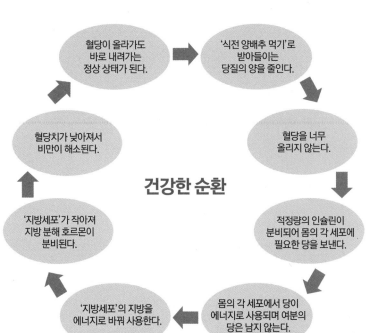

건강한 순환

- 혈당이 올라가도 바로 내려가는 정상 상태가 된다.
- '식전 양배추 먹기'로 받아들이는 당질의 양을 줄인다.
- 혈당을 너무 올리지 않는다.
- 적정량의 인슐린이 분비되어 몸의 각 세포에 필요한 당을 보낸다.
- 몸의 각 세포에서 당이 에너지로 사용되며 여분의 당은 남지 않는다.
- '지방세포'의 지방을 에너지로 바꿔 사용한다.
- '지방세포'가 작아져 지방 분해 호르몬이 분비된다.
- 혈당치가 낮아져서 비만이 해소된다.

췌장의 기능이 회복된다

고혈당이나 당뇨병은 췌장의 기능과 관련이 깊습니다. 췌장은 위장 뒤쪽에 있는 가로 15cm 정도의 얇고 긴 장기로 음식을 소화하는 이자액을 만들어 십이지장으로 보내는 기능을 합니다. 또 혈당을 낮추는 작용을 하는 유일한 호르몬인 인슐린을 분비합니다.

탄수화물을 과다 섭취하거나 과식을 하면 내장지방이 축적되어 인슐린 저항성이 생기고, 이로써 인슐린 작용이 악화되어 고혈당 상태가 계속됩니다. 고혈당 상태가 계속되면 혈당을 낮추기 위해 인슐린이 잇따라 분비됩니다. 그러나 이 역시도 따라갈 수 없게 되어 공복 시에도 혈당이 높아집니다. 인슐린을 내보내고 또 내보내도 혈당이 내려가지 않는 상태가 되고, 결국 당뇨병으로 진행됩니다. 그 사이 인슐린은 점점 낭비되어 고갈되어버립니다.

이 과정에서 췌장은 피로가 쌓여 결국에는 인슐린을 만들지 못하게 됩니다.

인슐린이 분비되는 동안 대책을 마련하자

그렇기 때문에 혈당이 높으면 하루라도 빨리 식생활을 개선해서 혈당을 적절하게 낮춰야 합니다. 그러면 초과된 지방이 줄어들어 비만이 해소되고, 인슐린을 만드는 췌장의 기능도 회복됩니다. **췌장이 회복되면 혈당 조절도 잘됩니다.**

나는 살이 찐 당뇨병 환자 180명에게 체중을 15% 이상 감량하는 도전을 하게 한 적이 있습니다. 이 도전으로 감량에 성공한 사람은 54명이었고, 기쁘게도 그중 32명은 포도당 부하 검사 결과 혈당 수치를 정상 수준으로까지 회복할 수 있었습니다. 비만을 해소하고 혈당 수치를 정상으로 낮춘 32명은 췌장 기능이 회복되어 혈당 조절에 아주 좋은 영향을 미쳤다고 생각합니다.

당뇨병이라고 진단받아도 췌장의 기능을 되살리면 검사 수치를 정상 수준으로까지 회복시킬 가능성이 있습니다. 그 상태를 계속 유지할 수 있다면 건강한 사람이나 마찬가지입니다.

아직 인슐린이 분비되는 중이라면 췌장의 기능도 회복을 기대할 수 있습니다.

당뇨병의 3대 합병증을 피할 수 있다

당뇨병의 3대 합병증으로는 '당뇨병성 신경병증', '당뇨병성 망막병증', '당뇨병성 신증'이 있으며, 이 중 가장 빨리 나타나는 증상은 당뇨병성 신경병증입니다. 대응을 게을리하면 당뇨병 발병 후 3년 정도 지나 전신에 다양하게 나타나기 시작합니다.

왜 당뇨병 3대 합병증은 망막·신장·신경에서 나타나는가

그렇다면 왜 망막, 신장, 신경에 합병증이 생기기 쉬운 것일까요?

그것은 망막, 신장, 신경, 이 세 곳에만 쉽게 합병증이 생기는 공통 원인이 있기 때문입니다. 바로 '알도스 환원 효소' 때문입니다.

알도스 환원 효소는 몸속에 있는 효소의 일종으로, 건강한 사람이 혈당 수치를 적정 범위 내(80~180mg/dL 사이)로 유지하면 거의 작용하지 않습니다. 그러나 혈당이 올라가서 200mg/dL 이상이 되면 갑자기 활동하기 시작합니다.

당뇨병인 사람은 인슐린 작용이 제대로 이루어지지 않기 때문에 식사 지침을 따르고 있어도 식후 혈당이 간단히 200mg/dL 이상이 됩니다. 그러면 알도스 환원 효소가 작용하기 시작합니다. 특히 간식으로 설탕이 잔뜩 들어간 케이크나 만주 등을 먹으면 혈당은 순식간에 300mg/dL 이상으로 솟구쳐서 알도스 환원 효소는 풀가동 상태가 됩니다.

일반적으로 세포에 에너지가 필요하면 혈액 속을 흐르는 포도당이 인슐린 작용을 통해 흡수됩니다. 그런데 이 과정에서 혈당치가 높아 알도스 환원 효소가 활발하게 기능하면 여분의 포도당에 작용하여 '소르비톨'이 만들어집니다.

소르비톨은 원래 몸속에 있는 '당알코올'이라 불리는 물질의 일종으로, 소량이라면 건강에 해가 되지 않습니다. 그러나 알도스 환원 효소가 활성화되어 소르비톨이 과잉이 되면 문제가 발생합니다. 과다 생산된 소르비톨은 다시 세포 내에서 프룩토오스(과당)로 변해 안저(안구 속의 뒷부분) 혈관이나 신장의 세뇨관, 신경 등에 축적되는데, 이것이 10~20년 동안 계속되면 축적물이 가득해집니다.

축적물의 양이 한계에 다다르면 결국 망막이나 신장, 신경 등에

| 고혈당에 의한 '알도스 환원 효소' 활성 |

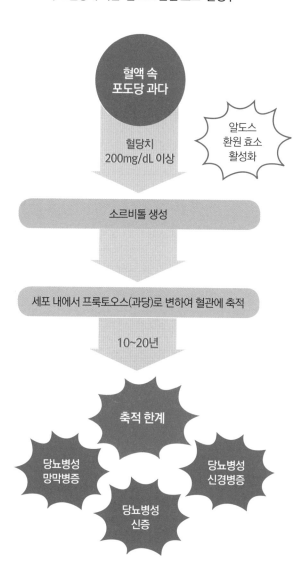

혈액 속
포도당 과다

혈당치
200mg/dL 이상

알도스
환원 효소
활성화

소르비톨 생성

세포 내에서 프룩토오스(과당)로 변하여 혈관에 축적

10~20년

축적 한계

당뇨병성
망막병증

당뇨병성
신증

당뇨병성
신경병증

합병증이 나타나기 시작합니다. 이것이 당뇨병성 망막병증, 당뇨병성 신증, 당뇨병성 신경병증입니다.

당뇨병성 신경병증을 방지한다

당뇨병이 통증이나 온도 등의 자극을 느끼는 감각신경에 영향을 미치면 손발 저림이나 통증을 비롯해 취침 중 쥐가 나거나, 뜨겁고 차가움을 느끼지 못하는 등의 감각마비가 일어납니다. 그래서 상처가 나거나 화상을 입어도 눈치 채지 못하고 괴저를 일으켜 심하면 절단에 이르는 경우도 적지 않습니다.

내장 기관을 관장하는 자율신경에 영향을 미치면 순환 장애가 생겨 냉증이나 안면 홍조가 나타납니다. 또 발한 이상이나 현기증, 식욕 부진, 설사나 변비 등의 배변 장애, 요의나 잔뇨감에 이상이 생기는 방광 장애, 발기 장애 등의 증상으로 고민하게 됩니다. 심한 경우 저혈당을 일으키는 자각증상이 사라져 갑자기 의식을 잃고 혼수상태에 빠지거나, 통증을 느끼지 못하는 채로 무통성 심근경색이 일어나는 등 생명에 위협을 가할 수 있습니다.

근육이 움직이도록 지령을 전달하는 운동신경에 영향을 미치면 안면신경마비가 발생해 입에서 음식물이 흘러내리거나, 입가가 비뚤어지고 침을 흘리는 등의 증상이 나타납니다. 외안근(눈가에서 안구와 눈꺼풀의 운동을 조절하는 근육의 총칭) 신경마비가 발생하면 눈을 움직이지 못하게 되고 눈이 한쪽으로 쏠리는 증상이 생기기도 합니다.

이처럼 **당뇨병성 신경병증은 온몸에 신경 장애를 일으킬 위험이 있어서 발병하면 평생 고통이 따릅니다.** 모든 것은 고혈당이 원인입니다. 고혈당 때문에 모세혈관의 혈류가 막혀 신경세포에 충분한 영양이나 산소가 오가지 못한 탓입니다. 또한 고혈당 때문에 포도당 대사로 생기는 '소르비톨'이라는 물질이 신경세포 속에 축적되어 정상적으로 기능할 수 없게 된 것도 신경 장애에 박차를 가합니다.

당뇨병성 신경병증을 피하는 방법은 단 한 가지, **혈당을 낮추어 신경을 보호하는 것입니다.** 혈당을 적정 수치까지 낮추고 잘 조절한다면 혈류가 회복되어 신경세포로 영양이나 산소를 잘 전달할 수 있습니다. 신경 작용을 방해하는 물질이 쌓이는 일도 없습니다.

당뇨병성 망막병증을 진행시키지 않는다

당뇨병성 망막병증은 눈에 큰 타격을 줍니다. 당뇨병을 치료하지 않고 방치하면 5년 동안 10%, 10년 동안 30%, 15년 동안 50%, 20년 동안 70%의 사람에게 망막병증이 발병한다고 알려져 있습니다.

눈의 망막은 안구에 들어온 빛을 신호로 바꿔 시신경을 통해 뇌로 전달하는 조직입니다. 카메라에 비유하면 필름 역할을 합니다. 망막에는 안구로 영양이나 산소를 운반하는 모세혈관이 많이 모여서 그물코 형태로 펼쳐져 있습니다.

고혈낭 상태가 계속되면 모세혈관에 있는 혹이 출혈을 일으키고 혈액이 도달하지 않는 곳으로 산소나 영양분을 잘 공급할 수 없어 당뇨병성 망막병증이 발병합니다.

당뇨병성 망막병증의 가장 무서운 점은 말기까지 진행되지 않으면 자각증상이 거의 나타나지 않는다는 것입니다.

초기(비증식당뇨망막병증)라 해도 고혈당의 영향으로 망막의 혈류는 조금씩 나빠지기 시작합니다. 약해진 모세혈관 내에 생긴 작은 혹이 파열되어 점상출혈을 일으키는 등 조금씩 이상증세가 나타나지만 자각증상은 전혀 없습니다.

중기(증식당뇨망막병증 전)에는 혈관의 혹이 파열되어 출혈이 확산되고 망막 일부에 혈액이 정체되어 망막이 부어오릅니다. 시력이 떨어지지만 여전히 자각증상은 거의 없습니다.

말기(증식당뇨망막병증)까지 진행되면 망막의 혈관이 막혀 혈액이 도달하지 않게 된 곳에 산소나 영양을 보내려는 새로운 혈관이 자라나서 망막 표면이나 안구 내부에 큰 출혈을 일으킵니다. 이를 알아차렸을 때는 극도의 시력 저하, 비문증(안구의 유리체가 혼탁하거나 안저출혈 따위로 인해 눈앞에 물체가 날아다니는 듯이 보이는 증상), 망막박리, 안저출혈, 초자체(유리체) 출혈, 녹내장도 생겨 실명 위기에 이르는 상태가 됩니다.

우리는 **외부 정보의 87%를 시각을 통해 얻는다**고 합니다. 이렇게 중요한 감각기관을 잃는다는 것은 너무도 치명적이므로 어떻게 해서든 피해야 합니다.

실명을 피하기 위해서는 혈당이 높은 예비 당뇨 환자라고 지적을 받은 시점부터 혈당을 낮추려고 노력해야 합니다. 혈당을 적절한 수치까지 낮추고 유지할 수 있다면 망막의 모세혈관 상태는 회복됩니다.

당뇨병성 망막병증이 발병했다고 해도 초기에 바로 혈당을 잡으면 개선될 가능성은 있습니다. 평소에 자신의 혈당 수치를 주의 깊게 확인하는 것이 눈을 보호하는 일입니다.

당뇨병성 신증도 혈당 조절로 막는다

당뇨병성 신증은 투석요법을 필요로 하는 질환 중 가장 큰 부분을 차지합니다. 일본에서는 매년 새롭게 3만 명 이상이 투석요법을 시작하는데, 그중 약 40%가 당뇨병성 신증 때문입니다.

신장은 체내의 혈액을 여과하여 불필요한 노폐물을 소변으로 배출함으로써 깨끗한 혈액을 만듭니다. 또 아미노산 같은 필요 성분을 혈액 속으로 재흡수하는 작용도 합니다. 이러한 작용은 신장에 있는 약 200만 개의 모세혈관이 공 모양으로 밀집한 '사구체'라는 부위에서 담당하고 있습니다.

고혈당이 계속되어 사구체의 모세혈관에 문제가 발생하면, 혈액을 여과하는 기능이 떨어지면서 당뇨병성 신증이 발병합니다. 일단 발병하면 **신장 기능이 점차 저하되어 혈액 속 노폐물이 축적되고, 결국 생명의 위험에 노출**됩니다. 당뇨병성 신증이 심각해지면 신부전을 일으키기 때문에 투석요법이 필요합니다.

혈액 투석은 주 3회, 1회당 4시간 정도 받아야만 합니다. 치료에 할애되는 시간이 매우 길기 때문에 본의 아니게 일하는 방식이나 직업 자체를 바꿔야 합니다. 또 외부 활동이나 여행도 쉽게 갈 수 없는 등 전반적으로 삶의 질을 떨어뜨리고 인생 설계에도 큰 영향을 미칩니다.

미국국립보건영양조사(NHANES)**에 따르면 2형 당뇨병이 악화되어 당뇨병성 신증을 앓게 되는 사람은 10년 이내 누적 총 사망 위험이 31.1%라고 합**니다. 당뇨병성 신증은 사망률이 높은 합병증이라서 수명 단축으로도 이어지는 것입니다.

당뇨병성 신증이 생기면 투석요법은 생명을 잇는 최후의 보루로서, 싫어도 평생 함께할 수밖에 없습니다. 그러므로 어떻게든 당뇨병성 신증을 예방해 투석요법의 도움 없이 지낼 수 있도록 경각심을 가져야 합니다.

신부전으로 인한 투석요법을 필요로 하지 않는 최선의 예방책이 있습니다. 혈당이 높다고 지적받았다면 그 즉시 생활습관을 바로잡고 식습관을 개선해 혈당을 조절하는 것입니다. 발병 전이라면 혈당을 낮춤으로써 사구체의 모세혈관을 회복시켜 신장 기능을 보호합니다.

당뇨병성 신증이 발병했더라도 제1기나 2기라면 혈당과 혈압을 조절하고 단백질의 과잉 섭취를 주의해 진행을 막을 수 있습니다. 이 단계에서 진행을 막는 것이 아주 중요합니다.

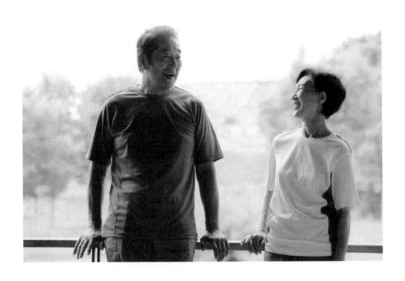

고혈당이나 당뇨병이라고 해도 관리를 잘한다면
합병증 없이 건강하게 장수할 수 있다.

간에 주는 부담도 줄어든다

간에 지방이 잔뜩 쌓여서 푸아그라 형태가 되는 것이 지방간입니다. 지방간에는 술을 많이 마시는 사람이 걸리는 알코올성 지방간과 술을 별로 마시지 않는데 간에 지방이 쌓이는 비알코올성 지방간이 있습니다. 비알코올성 지방간인 사람이라 해도 간 질환이 진행되는 경우가 있으며, 지방간에서 지방간염이나 간경변으로 진행된 상태를 포함한 간장병을 '비알코올성 지방간 질환(Non-alcoholic Fatty Liver Disease, NAFLD)'이라고 합니다.

그런데 대부분의 비알코올성 지방간 질환자가 비만, 당뇨병, 이상지질혈증, 고혈압을 동반하고 있어서 이 질환은 대사증후군의 간장병으로 여겨집니다. 다시 말해, **비알코올성 지방간 질환은 2형 당뇨병의 합병증 중 하나**라고 할 수 있습니다.

일본 교토부립의과대학 소화기내과 교수인 세코 유야 박사의 연구에 따르면, 당뇨병 환자의 간장 경도를 측정한 145건의 사례에서 남성의 74%, 여성의 60%가 비알코올성 지방간 질환을 진단받았다고 합니다. 이 질환은 서서히 '비알코올성 지방산염'으로 신행되어 간경변이나 간암으로 변할 가능성이 있습니다.

또 당뇨병 환자는 간암에 걸릴 위험이 정상인에 비해 2~2.5배나 높다고 합니다. 반대로 당뇨병인 사람에게 지방간이 있다면 당뇨병 자체를 악화시키는 원인이 됩니다.

혈당을 낮춰 간의 지방을 줄이자

간은 '침묵의 장기'라고 불리며, 심하게 손상되어도 자각증상이 없어서 스스로는 지방간이 되었는지 알 수 없습니다. 따라서 걱정되는 사람은 건강검진 결과를 꼼꼼히 살펴볼 필요가 있습니다. 간 기능 검사 ALT의 수치가 남성은 30 이하, 여성은 20 이하일 때 정상이라 할 수 있으며, 이 수치를 초과할 즈음부터 간에 지방이 쌓일 가능성이 있습니다.

지방간을 해소하고 간 질환 위험을 줄이기 위해서는 역시 식생활 개선과 운동, 그리고 술을 절제해 혈당을 낮추는 생활이 필요합니다. 혈당을 낮추고 체중을 감량하면 간에 축적된 지방이 줄어들어서 간 기능이 회복됩니다. 간 기능이 회복되면 혈당을 조절하기도 쉬워집니다.

다행히 간에 붙은 지방은 다른 내장지방이나 피하지방보다 먼저 떨어지기 쉬워서 즉시 효과가 나타납니다. 이 말인 즉, 지방이 다른 장기보다 먼저 간에 달라붙는다는 말도 됩니다.

혈당을 높이는 생활로 되돌아가면 지방간도 다시 돌아옵니다. 혈당 수치를 낮추고 안정적으로 혈당을 유지하는 나날을 축적하는 것이 중요합니다.

동맥경화의 진행을 막아준다

고혈당 상태가 계속되면 굵은 혈관에서는 동맥경화가 일어납니다. 동맥 안쪽에 다양한 물질이 쌓이고 단단해져 경화반(Plaque)이 생기는데, 이것 때문에 혈류가 정체되고 혈관이 막혀 뇌경색, 심근경색, 폐쇄성 동맥경화증 등 생명을 위협하는 각종 질환이 발생합니다. 당뇨병 환자는 일반인에 비해 뇌경색은 2~4배, 심근경색은 3배 이상 발병 빈도가 높다고 합니다.

폐쇄성 동맥경화증이 생기면 다리에 있는 굵은 혈관의 혈액순환이 원활하지 못하게 됩니다. 보행이 힘들어지고 통증이 생기며, 악화되면 궤양이나 괴저를 일으켜 다리를 절단하는 일도 있습니다. 당뇨병 환자의 10~15%에게서 폐쇄성 동맥경화증이 나타나고 있습니다.

일본인의 사망 원인 1위는 '암'으로 약 30%입니다. 2위는 동맥경화가 원인인 심근경색, 부정맥, 심부전 등의 심장 질환입니다. 그리고 4위는 동맥경화와 관련 있는 뇌혈관 질환입니다. 동맥경화와 상관 있는 2위와 4위를 합치면 약 25%이니, 암과 유사하게 일본인 3명 중 1명은 동맥경화로 인한 혈관 질환으로 사망한다고 볼 수 있습니다.

여기서 주목해야 할 것은 예비 당뇨 환자라고 해도 혈관 질환의 원인인 동맥경화가 나타나며, 굵은 혈관이 손상된다는 점입니다.

식후 혈당 수치를 낮춰 혈관병을 예방하자

예비 당뇨 환자라 해도 동맥경화는 진행되지만, 특히 큰 영향을 미치는 것이 식후 혈당치입니다. 공복혈당 수치가 정상이어도 **식후 혈당 수치가 유난히 높은 사람**, 말하자면 '혈당 스파이크'가 일어나는 사람은 **동맥경화가 진행되기 쉽습니다.**

예비 당뇨 환자 단계에서 식후 고혈당에 충분히 주의하고 대책을 세우는 것이 심근경색이나 뇌경색, 폐쇄성 동맥경화증 등의 혈관 질환을 예방하고 생명을 보호하는 최선의 방법입니다. 혈관 질환은 발병하면 생명에 이상이 없어도 간호가 필요한 장기 투병생활에 들어가는 경우가 많으니 더욱 조심해야 합니다.

식전 양배추 먹기와 채소를 먼저 먹는 식생활을 실천하면 식후 혈당을 덜 올리게 됩니다. 또한 당질이 많아 혈당을 급상승시키는 밥이나 빵을 되도록 덜 섭취하고 시간을 들여 천천히 식사하는 습관을 유지하면 도움이 됩니다.

식후 혈당을 낮추면 동맥경화의 진행을 멈추고 혈관병을 예방할 수 있습니다. 이는 혈당 걱정 없이 건강하고 즐겁게 살기 위한 핵심 포인트입니다.

이상지질혈증도 자연스럽게 개선된다

'3대 생활습관병'이라고 하면 당뇨병, 이상지질혈증, 고혈압을 말합니다. 이 중 하나만 발병해도 골치가 아픈데, 두 가지가 한꺼번에 발병하는 경우가 많습니다.

혈액 속 지질에는 콜레스테롤, 중성지방, 유리지방산 등이 있으며, 이 물질들은 몸을 구성할 때 빠뜨릴 수 없는 존재입니다. 세포막이나 호르몬의 재료, 에너지 저장고, 몸의 기능 유지 등 중요한 역할을 합니다. 지질은 식사를 통해 섭취하거나 간에서 만들어지거나 해서 혈액 속에 일정량이 존재하도록 조절되지만, 과식하거나 조절 작용에 문제가 생기면 이상지질혈증이 일어납니다.

이상이 발생한 상태에서는 혈액 속 LDL 콜레스테롤(나쁜 콜레스테롤)과 중성지방이 많아지고, HDL 콜레스테롤(좋은 콜레스테롤)은 적어집니다.

이상지질혈증은 동맥경화와 밀접한 관계가 있습니다. 방치하면 뇌졸중이나 심근경색 등의 심각한 뇌심혈관계 질환을 일으킬 수 있습니다. 또한 당뇨병도 혈관 질환을 일으키기 쉽습니다. 그렇기 때문에 **당뇨병과 이상지질혈증이 동시에 발병하는 경우는 위험도가 더욱 상승합니다.**

당뇨병인 사람이 LDL 콜레스테롤이 160mg/dL 이상이면 100 mg/dL 미만인 사람보다 심혈관 장애가 3.7배나 발생하기 쉽다는 보고도 있습니다. 당뇨병이고 콜레스테롤 수치가 높다면 여지없이 심혈관 장애 발병 위험이 증대됩니다.

혈당을 낮추면 연동하여 개선할 수 있다

아직 병이라고 할 정도는 아니지만, 혈당과 LDL 콜레스테롤 수치가 높은 예비 당뇨 환자는 주의가 필요합니다. 양쪽이 연동되어 갑자기 증세가 악화될 가능성이 있기 때문입니다.

그렇다면 어떻게 하면 좋을까요? 역시 혈당을 낮추는 식생활과 운동 습관을 들이는 것만이 내 몸을 지키는 길입니다. 연동해서 악화된다고 하지만, 이 말은 반대로 하면 연동해 개선될 수도 있다는 의미입니다. **고혈당을 개선하여 높은 콜레스테롤 함량을 줄이면 당뇨병에**

걸린 사람의 심혈관 질환 발병을 약 30% 억제할 수 있다는 것이 다양한 임상 시험을 통해 밝혀졌습니다. 혈당치를 낮추면 이상지질혈증은 자연스럽게 개선됩니다.

내가 진료한 환자들 가운데서도 혈당을 낮추었더니 혈압이나 이상지질혈증이 동시에 개선되는 경우가 많았습니다. 안정적으로 혈당을 유지해온 환자들 중에서는 고혈압 약이나 고지혈증 약을 아예 끊게 된 경우도 있었습니다.

당뇨병이 있는 사람은 심혈관 질환의 예방을 위해 지질을 LDL 콜레스테롤은 120mg/dL 미만, HDL 콜레스테롤은 40mg/dL 이상, 중성지방은 150mg/dL 미만을 기준으로 관리하는 게 좋습니다.

감염증의 위험이 낮아진다

우리 몸에는 바이러스나 세균으로부터 몸을 보호하는 면역 시스템이 있습니다. 체내에 침입하려는 바이러스나 세균과 항상 싸우는 감염 방어 기구입니다.

그런데 **당뇨병**으로 혈당이 높아지면 면역 시스템의 주역이라고 할 수 있는 혈액 속 **백혈구의 기능이 저하되어** 다양한 감염증에 걸리기 쉽습니다. 게다가 바이러스나 세균은 당분을 아주 좋아합니다. 고혈당인 환경에서는 바이러스나 세균이 당을 먹이로 삼아 점점 증식하게 되므로 감염증은 급속히 악화됩니다.

또 고혈당으로 혈류가 원활하지 못하면 온몸 구석구석에 영양분이나 산소가 도달하기 어려워져서 세포의 기능이 저하됩니다. 혈액을 따라 이동하는 백혈구도 병이 생긴 곳까지 도달하기 어려워지는데, 그러면 체내 **저항력이 약해져 회복에 시간이 걸립니다.**

혈류가 원활하지 못하면 약을 먹어도 병이 생긴 곳까지 정확히 도달하기 어렵기 때문에 약효가 떨어집니다. 더욱 곤란한 일은 피치 못하게 감염증에 걸린 경우, 인슐린 작용을 억제하는 '사이토카인(Cytokine)' 등의 물질이 분비되어 혈당이 더욱 상승하므로 당뇨병 자체에도 악영향을 미친다는 사실입니다.

이렇게 되면 단순한 감기가 한순간에 폐렴으로 번질 수 있습니다. 물론 다른 감염증도 마찬가지로 악화하기 쉽습니다. 항상 존재하는 우리 몸의 상재균은 건강할 때는 몸에 무해하나, 경우에 따라서는 이 상재균 때문에 반복해서 감염증에 걸리기도 합니다.

혈당을 낮추고 면역력을 회복하자

일상 속에서 감염증의 습격은 실로 다양합니다. 호흡기 감염증으로는 감기, 기관지염, 폐렴, 결핵 등이 있고, 요로 감염증에는 방광염, 신우신염 등이 있으며, 피부 감염증으로는 칸디다증, 백선(무좀·몸 백선), 발에 괴저를 일으키는 비클로스트리듐성 가스괴저가 있습니다. 구강 내에서는 충치균이나 각종 잇몸 질환이 감염증으로 생길 수 있습니다. 이외에 담낭염, 악성 외이염이나 비염 등에도 주의가 필요합니다.

이러한 감염증에 걸리지 않으려면 우리 몸의 저항력을 높일 필요가 있습니다. 특히 당뇨병 환자는 면역력이 약하기 때문에 저항력을 높이는 데 더욱 각별히 신경 써야 합니다.

인체의 저항력을 떨어뜨리고 감염증의 위험을 높이는 근본적인 원인은 과도하게 높은 혈당입니다. 감기는 만병의 근원이 될 수 없지만, **고혈당은 만병의 근원이 될 수 있습니다.**

혈당을 낮추고 혈류를 원활하게 해서 면역 시스템의 기능을 회복시키면 괜찮습니다. 규칙적으로 생활하며 폭식과 과음을 피하고 혈당을 낮추는 식사와 운동을 시작합시다.

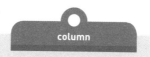
혈당 수치는 너무 낮아도 안 된다

'혈당 수치가 낮을수록 건강에 좋다'라고 할 순 없습니다. 공복 시 정상 혈당의 기준은 70~120mg/dL입니다. 혈당치는 이 범위 안에서 억제하듯이 조절하는 것이 중요합니다.

혈당 수치가 70mg/dL 미만이면 저혈당 상태로 판단합니다. 50~70mg/dL 정도가 되면 강한 공복감, 식은땀, 두근거림, 빈맥, 손의 떨림, 창백한 얼굴, 불안감 등의 교감신경계 질환이 나타납니다. 50mg/dL 이하로는 중추신경계 증상인 두통, 메스꺼움, 눈의 침침함, 집중력 저하, 선하품을 볼 수 있고, 더 낮아져 30mg/dL 이하가 되면 의식 혼탁, 경련, 혼수상태, 이상 행동 등 위험한 상태가 됩니다.

저혈당의 원인 중 하나는 생활습관입니다. 식사를 거르거나, 불규칙하게 하거나, 공복에 당질을 섭취하거나, 과음한 다음 날의 포도당 부족, 격렬한 운동 등이 원인이 됩니다.

또 다른 원인은 당뇨병 치료제의 부작용으로 약효가 강력하게 나타나 혈당이 심하게 낮아진 경우입니다. 특히 고령자는 약을 분해하고 배출하는 기능이 저하되어 약효가 강하면 저혈당이 되기 쉽습니다. 혈당 조절에는 더하지도 덜하지도 않는 주의가 필요합니다.

혈당이
오르지 않는
몸을 만들자

· 혈당 유지 습관과 운동법 ·

쉽고 편하게 혈당 관리하는 법

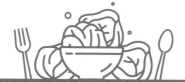

혈당은 유지가 중요하다!

'식전 양배추 먹기'와 식사 요령은 3개월 동안 실천해야 한다고 했습니다. 3개월이 지나고 나면 여러분은 '혈당이 내려갔으니 그만할까?'라거나, '이젠 쉬엄쉬엄 하자', '효과가 있으니 이대로 쭉 열심히 해보자' 등 여러 가지로 생각을 할 것입니다.

습관을 들이는 최적의 시간으로서 3개월을 제안한 것이기 때문에 그다음은 스스로 판단해야 합니다. 그러나 여기서 그만두면 정말 아까운 일입니다.

첫 3개월 동안 열심히 노력해서 혈당이 내려갔는데 그 후에 그만두고 원래의 생활로 돌아가는 사람이 얼마나 많은지 모릅니다. 원래 생활로 돌아간다는 것은 애써 낮춘 혈당치를 다시 치솟게 한다는 이야기입니다. '올라가면 그때 또 하면 돼'라고 생각하는 사람이 적지 않은데, 한 번 내려간 혈당치가 다시 올라가면 다음에 아무리 노력해도 처음에 낮아졌을 때만큼 좋아지지 않습니다.

높은 혈당으로 생기는 각종 질환을 예방하고, 당뇨병의 진행을 막기 위해서라도 나는 환자들에게 쭉 계속하라고 조언합니다. 처음이 어려울 뿐, 첫 3개월이 지나고 나면 이미 몸에 익숙해진 상태이니 그대로만 유지하면 평생 혈당 걱정을 할 이유가 없습니다. 지금 유지할 수 있다면 이후의 삶의 질은 현격하게 달라집니다.

흐트러진 생활습관부터 바로잡자

3개월간 노력해서 만족할 만한 혈당 수치를 얻었다고 해도 생활 습관이 흐트러지면 고혈당은 반드시 재발합니다.

생활습관이라고 하면 '애들도 아니고…'라고 생각하는 사람이 있을지 모릅니다. 그러나 실제로는 성인의 흐트러진 생활습관이 훨씬 골치가 아픕니다. 어린아이의 경우에는 순응성이 있기 때문에 비교적 쉽게 생활습관을 개선할 수 있습니다. 그러나 오랫동안 물들어 있던 성인의 생활습관은 자칫 스트레스를 받는 상황에 놓이거나 방심하면 한순간에 무너지기 쉽습니다.

생활습관 중에서도 특히 **야식과 늦은 수면 시간**은 반드시 고치도록 노력합니다.

저녁식사는 되도록 일찍, 가볍게 먹자

얼마 전 건강 방송에서 다이어트 기획인지 혈당 기획인지 명확하지는 않지만, 저녁식사를 마치고 후식이나 야식을 먹는 가족이 소개되었습니다. 나는 '저녁을 먹고 겨우 내려간 혈당을 다시 올리면 안 되잖아!' 하면서 보고 있었습니다.

방송 속 가족은 음식 먹는 시간을 온가족이 화합하는 시간으로 여겨 주중에는 저녁식사 후에 꼭 후식을 먹고, 주말에는 야식을 먹으며 늦은 밤까지 TV를 시청했습니다.

저녁을 먹고 얼마 지나지 않아 또 무언가를 먹는 게 혈당에는 얼마나 치명적인지 여러분은 이제 잘 알 거라 생각합니다. 후식이나 야식 습관은 혈당에 안 좋을 뿐 아니라 취침 시간에도 영향을 주기 때문에 반드시 피해야 합니다. 취침 시간이 늦어지면 성장 호르몬 분비가 원활하지 않게 되는데, 그러면 살이 찌기 쉽고 혈당도 급격히 상승하게 됩니다.

평소에도 밤에 잠드는 시간이 늦어지면 저녁을 먹고 난 뒤 시간이 한참 지났기 때문에 공복감을 느끼게 됩니다. 그러면 다시금 야식이나 간식의 유혹에 빠지기 쉽습니다. 이렇게 야식과 수면 시간은 떼려야 뗄 수 없는 관계입니다.

식후에 무언가 먹고 싶거나 단 음식이 당긴다면 디저트나 과자류 대신 주먹 1개 크기의 과일을 먹도록 합니다. 그리고 힘들더라도 날이 바뀌기 전에 취침하는 습관을 들입니다. 바쁘게 살다 보면 수면 시간을 제대로 챙기기 어렵겠지만, 그럼에도 건강을 위해 수면의 양과 질은 확실하게 확보합니다.

혈당 관리에 좋은 나만의 생활리듬 만들기

- 아침에 햇볕을 쬔다.
- 아침, 점심, 저녁 세끼를 규칙적으로 먹는다.
- 낮잠은 오후 3시 전까지 30분 이내로 잔다.
- 차나 커피는 취침 4시간 전까지만 마신다.
- 저녁식사는 취침 4시간 전까지 끝낸다.
- 목욕은 미지근한 물로 취침 1~2시간 전에 한다.
- 방의 조명은 너무 밝게 하지 않는다.
- 자기 전에 술을 마시지 않는다.
- 취침 전에 스마트폰, 컴퓨터, 텔레비전 화면을 보지 않는다.
- 매일 가벼운 운동을 한다.

규칙적으로 세 번 식사를 한다

규칙적으로 아침, 점심, 저녁 이렇게 세 번 식사를 하는 것은 의외로 어려운 일일지 모릅니다. 서비스업에 종사하고 있다면 손님의 시간에 맞춰 대응해야만 하고, 운송업에 종사하는 사람은 핸들을 쥐고 있는 시간대일지도 모릅니다. 모든 사람이 같을 수는 없겠지만, 자기 나름대로 주기를 정해 세끼를 잘 섭취합니다.

세끼 식사로 하루의 리듬을 만들자

세 번의 식사를 제대로 챙겨 먹으면, 식사와 식사 사이의 간격이 극단으로 벌어지지 않아서 공복 때문에 과식하는 것을 막을 수 있습니다.

아침식사는 생양배추를 잘 씹어 뇌에 자극을 전달함과 동시에,

잠든 사이에 잃어버린 에너지를 보급해 몸이나 뇌를 깨우는 스위치가 됩니다. 점심식사는 오후 활동을 위한 에너지 보급에 꼭 필요하지요. 점심식사를 건너뛰면 저녁식사 때 폭식할 위험이 있으므로 시간이 조금 어긋났어도 반드시 먹도록 합니다.

점심과 저녁식사는 간격이 큰 만큼 간식에 손을 뻗기 쉽습니다. 살짝 배가 고프다면 양배추나 주먹 크기의 과일 1개(바나나 1개 혹은 사과 1개)를 먹습니다. 집에 있다면 미리 만들어둔 익힌 채소로 배를 채웁니다. 싱겁게 간한 채소조림은 2~3일 두고 먹을 수 있습니다. 가스불에 조리는 것이 귀찮다면 전자레인지를 사용해 바로 만들어 먹을 수도 있습니다. 양배추 외에도 식이섬유를 풍부하게 함유한 채소라면 충분히 저녁식사까지의 빈틈을 메워줄 수 있습니다.

저녁식사는 호화롭게 먹기 쉬운데, 이는 이치에 맞는 일은 아닙니다. 저녁식사 후엔 무언가 활동을 하는 것이 아니므로 적게 먹는 것이 좋습니다. 회식이나 접대가 있어 점심식사를 과식한 날에도 마찬가지입니다. 점심을 푸짐히 먹은 만큼 **저녁식사 때에는 밥을 줄이거나 과일은 먹지 않는 식으로 해서 초과된 열량을 덜어냅니다.**

하루의 끝에는 그날의 체중, 식사 시간과 내용, 운동 등을 떠올려서 식사 일기에 기록합니다. 이렇게 하면 초과된 열량을 한눈에 파악해 맞추기 쉬워집니다. 하루하루 규칙적으로 먹으며 생활하다 보면 식전 양배추 먹기를 계속 이어나가는 게 어렵지 않습니다.

식사 후 약간의 운동이 효과를 높여준다

식전 양배추 먹기에 익숙해지면 식후에 살짝 몸을 움직여서 혈당 상승을 막습니다. 몸을 움직이는 것과 움직이지 않는 것은 혈당을 낮추는 효과가 크게 다릅니다.

한 연구 결과에 따르면 식사 후에 운동을 할 경우 공복혈당은 30mg/dL, 식후 2시간 혈당은 70mg/dL 정도 떨어지는 효과가 있다고 합니다.

몸을 움직이는 기준은 식사를 시작하고 30분 정도 지났을 때

혈당을 낮추려면 행동요법, 식이요법, 운동요법 이 세 가지가 중요합니다.

- **행동요법:** 의욕을 다지고 행동을 시작할 것.
- **식이요법:** '식전 양배추 먹기'와 익힌 채소, 그리고 하루에 필요한 영양분을 정해진 양만큼 먹을 것(특히 근육을 유지하기 위해 단백질을 꼭 섭취할 것).
- **운동요법:** 몸을 움직일 것.

이 중에서 가장 실천하기 힘든 것이 '운동요법'입니다. 그러나 '몸을 움직이는 의미'를 알면 적극적으로 집중할 수 있을 것입니다.

식전에 양배추를 먹으면 당분 흡수가 저해되어 혈당이 급상승하지 않게 됩니다. 그러나 30분이면 식이섬유는 장으로 흘러가 그 후에는 섭취한 만큼 흡수됩니다. 다음의 그래프에서 ②번처럼 그래프의 경사는 완만해지지만, 그 이후는 평상시 식사와 비슷한 양의 당이 흡수됩니다.

여기서 **당이 더 흡수되지 않도록 막는 것이 운동**입니다. ③번 그래프가 보여주듯, 음식을 섭취하고 30분이 지났을 때 제자리걸음으로 5분 동안 걷기만 해도 혈당이 올라가는 것을 막을 수 있습니다. ④번처럼 조금 열심히 해서 15분 이상 몸을 움직이면 혈당은 내려갑니다.

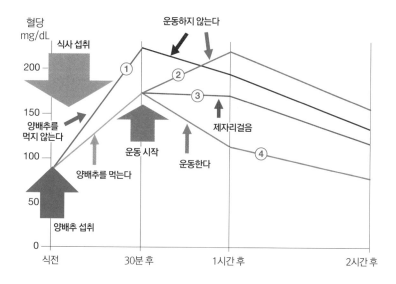

| 비만·2형 당뇨병 환자의 '식전 양배추 먹기'와 식후 운동에 따른 혈당 추이 |

혈당
mg/dL

식사 섭취

운동하지 않는다

200

①

②

150

양배추를
먹지 않는다

양배추를 먹는다

운동 시작

③

제자리걸음

④

100

운동한다

50

양배추 섭취

0

식전　　　　30분 후　　　　1시간 후　　　　2시간 후

유산소운동과 근력운동으로 식후 혈당 상승을 억제하자

운동이라고 해도 숨이 찰 만큼 열심히 할 필요는 없습니다. 몸이
따뜻해질 정도면 충분합니다. 이때는 15~30분 동안 걷는 것이 최고
입니다. 하루에 5,000보 정도면 괜찮습니다. 날씨가 좋지 않을 때
는 집 안에서 제자리걸음을 하기만 해도 됩니다.

　걷는 것이 생활이 되면 체중도 자연스럽게 줄어듭니다. 체중
이 줄어들면 인슐린 효과도 좋아져 혈당이 낮아진 상태로 안정됩
니다.

여기에 가벼운 근력운동을 병행하면 **인슐린 감수성까지 좋아져서 혈당 조절이 더 잘 됩니다.** 가벼운 근력운동이란 말 그대로 근육에 가볍게 부하를 거는 운동을 말합니다. 근육은 혈당 조절에 아주 중요한 기관입니다. 근육량이 많을수록 혈당이 잘 조절되기 때문에 혈당 관리를 위해서는 근력운동이 필수입니다. 우리 몸에서 가장 큰 근육은 허벅지에 있습니다. 따라서 시간 대비 가장 효율적으로 근육량을 늘리고 싶다면 틈틈이 다리 운동을 하는 것이 가장 좋습니다.

추천하는 가벼운 근력운동은 '스쿼트'입니다. 스쿼트라고 하면 힘든 근력운동, 무릎이 아픈 사람은 할 수 없는 운동이라는 이미지가 있지만, 반드시 그렇지는 않습니다.

누구나 간단히 할 수 있고 무릎도 허리도 다치지 않는 스쿼트를 뒤에 소개했습니다. 잊지 말고 식후에 매일 하는 습관을 들입시다.

운동은 앉아서도 할 수 있다!

내가 "운동하세요"라고 말하면 고령의 환자일수록 "다리가 아파서 못 해요"라고 대답합니다. 그러면 나는 "팔이 있잖아요"라고 응수합니다.

운동이라고 하면 달리기나 헬스장에서 하는 격렬한 기구운동을 연상하는 듯합니다. 그러나 근육은 우리 몸 여기저기에 있으므로 다리가 어렵다면 손을 움직이면 됩니다. 발상을 전환하면 대부분의 사람은 언제 어디서나 운동을 할 수 있습니다.

다리가 아프거나 움직이기 어려운 사람에게 내가 권하는 운동은 '에어 수영'입니다. 앉아 있어도 손은 움직일 수 있으므로 손만으로 자유형 동작이나 평형 동작을 하면 됩니다. 팔 동작만 해도 움직이지 않는 것보다 효과가 있습니다.

텔레비전 근처에 '에어 수영'이라고 적어두면 텔레비전을 보면서 운동을 하려는 의욕이 생길지도 모릅니다. 식후에 10분간 에어 수영을 하면 혈당이 천천히 오르므로 꼭 시도해봅시다.

가볍게 근육을 단련하는 간단 스쿼트

❶ 다리는 어깨너비보다 조금 더 넓게 벌리고 양손은 허리에 댄다.

❷ 약 10초 동안 천천히 허벅지가 바닥과 수평이 될 때까지 자세를 낮춘다.

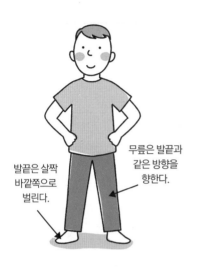

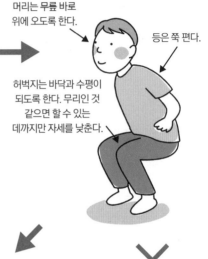

머리는 **무릎** 바로 위에 오도록 한다.

등은 쭉 편다.

허벅지는 바닥과 수평이 되도록 한다. 무리인 것 같으면 할 수 있는 데까지만 자세를 낮춘다.

무릎은 발끝과 같은 방향을 향한다.

발끝은 살짝 바깥쪽으로 벌린다.

❸ 동작 **❷**의 자세를 3~5초 유지한다.
❹ 10회 반복한다.

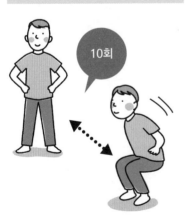

10회

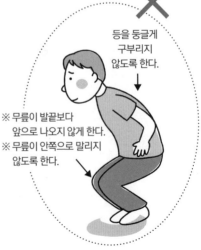

등을 둥글게 구부리지 않도록 한다.

※ 무릎이 발끝보다 앞으로 나오지 않게 한다.
※ 무릎이 안쪽으로 말리지 않도록 한다.

TV를 보면서도 할 수 있는 에어 수영

❶ 의자에 깊숙이 앉아서 자유형으로 헤엄치듯이 좌우 번갈아 가며 팔을 5분간 돌린다.

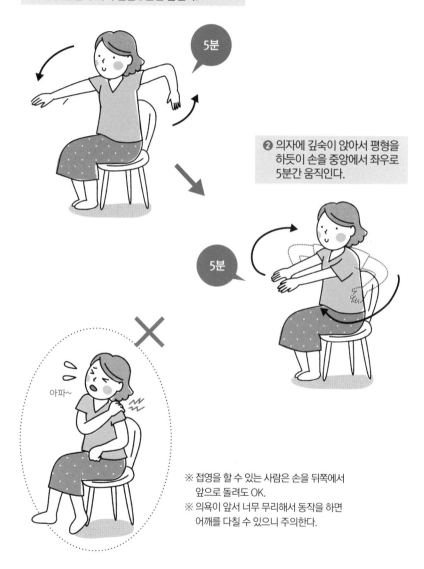

5분

❷ 의자에 깊숙이 앉아서 평형을 하듯이 손을 중앙에서 좌우로 5분간 움직인다.

5분

아파~

※ 접영을 할 수 있는 사람은 손을 뒤쪽에서 앞으로 돌려도 OK.
※ 의욕이 앞서 너무 무리해서 동작을 하면 어깨를 다칠 수 있으니 주의한다.

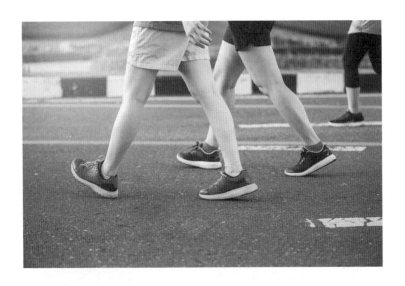

식후에 몸을 움직이는 것과 움직이지 않는 것은
혈당을 낮추는 효과가 크게 다르다.
식후에는 가볍게 산책을 하거나 움직이자.

버리는 시간 없이
언제든 간단히 할 수 있는 운동

시간 날 때마다 틈틈이 의자에 앉아서 할 수 있는 간단한 운동이 있습니다. 허벅지를 배에 붙이듯이 최대한 당겨 올리는 운동입니다. 이 운동은 허벅지와 복근을 단련할 수 있습니다. 혈당 조절로만 본다면 허벅지 근육만큼 효율적인 게 없으니, 운동할 시간이 없다고 핑계 대는 분들에게 권하기 딱 좋습니다.

운동이 혈당을 낮춘다는 사실을 알면서도 막상 하려면 막막해지는 것도 사실입니다. 진료실에서 가장 많이 듣는 질문 중 하나가 "어떤 운동을 해야 하나요?"인 것은 그런 이유일 것입니다.

언제든지 부담 없이 따라 할 수 있는 혈당 관리 운동을 소개합니다. 운동을 싫어하는 사람이나 다리가 아파서 걷지 못하는 사람도 할 수 있는 운동이니 오늘부터 바로 시작해봅시다.

앉아서 할 수 있는 가벼운 근력운동 – 복근

※ 양발을 한 번에 들어올리면 효과가 배로 증가한다.
※ 허리에 통증이 느껴지면 운동을 중단한다.
※ 숨을 다 내쉬었으면 호흡을 멈추지 말고 숨을 들이마신다.

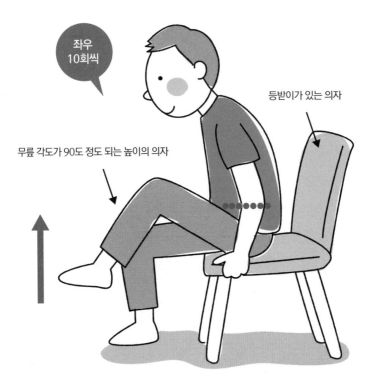

좌우
10회씩

등받이가 있는 의자

무릎 각도가 90도 정도 되는 높이의 의자

❶ 의자에 살짝 걸터앉아서 양손으로 의자를 잡는다.
❷ 숨을 내쉬면서 왼쪽 다리를 가슴으로 당겨 올린다. 5~10초 유지한 뒤 다리를 내린다.
❸ 오른쪽 다리도 똑같이, 좌우 10회씩 반복한다.

앉아서 할 수 있는 가벼운 근력운동 – 허벅지 앞쪽 근육

※ 동작 ❷를 할 때 무릎이 움직이지 않도록 유의한다.
※ 숨을 다 내쉬었으면 호흡을 멈추지 말고 숨을 들이마신다.

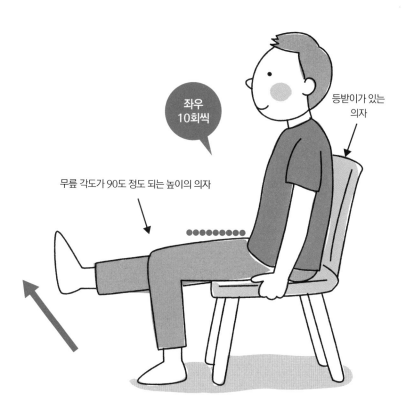

좌우
10회씩

등받이가 있는
의자

무릎 각도가 90도 정도 되는 높이의 의자

❶ 등을 쭉 펴고 의자에 깊숙이 앉는다.
❷ 숨을 내쉬면서 발끝을 세운 오른쪽 다리를 허벅지 높이까지 들어올린다.
　 5~10초 유지하고 내린다.
❸ 왼쪽 다리도 똑같이, 좌우 10회씩 반복한다.

서서 할 수 있는 가벼운 근력운동 – 허벅지 뒤쪽 근육

※ 허리가 돌아가지 않도록 배에 힘을 준다.
※ 숨을 다 내쉬었으면 호흡을 멈추지 말고 숨을 들이마신다.
※ 주위에 사람이나 장애물이 없는 곳에서 운동한다.

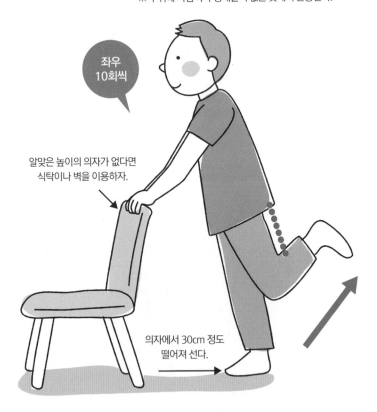

❶ 등을 쭉 펴고 서서 의자 등받이를 잡는다.
❷ 숨을 내쉬면서 왼발 발꿈치를 엉덩이에 댄다는 생각으로 당겨 올린다.
　5~10초 동안 유지한 뒤 내린다.
❸ 오른발도 똑같이, 좌우 10회씩 반복한다.

Part 5 혈당이 오르지 않는 몸을 만들자

서서 할 수 있는 가벼운 근력운동 – 종아리

※ 허리가 돌아가지 않도록 배에 힘을 준다.
※ 숨을 다 내쉬었으면 호흡을 멈추지 말고 숨을 들이마신다.

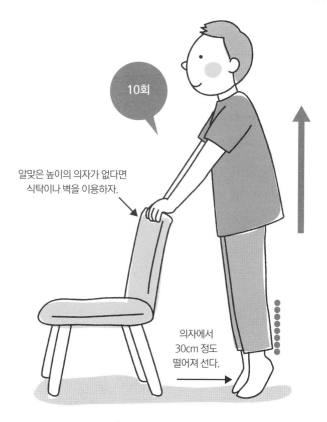

10회

알맞은 높이의 의자가 없다면
식탁이나 벽을 이용하자.

의자에서
30cm 정도
떨어져 선다.

❶ 등 근육을 쭉 펴고 의자 등받이를 잡는다.
❷ 숨을 내쉬면서 발꿈치를 들고 발끝으로 선다. 등을 쭉 편 상태로 5~10초 유지
한 뒤 발꿈치를 내린다.
❸ 10회 반복한다.

누워서 할 수 있는 가벼운 운동 – 팔

팔꿈치를 굽혔다 펴는 운동

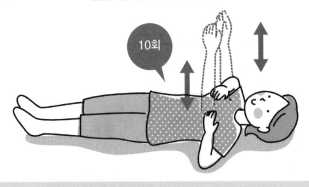

❶ 양팔을 위로 쭉 펴고 5초 유지한다.
❷ 팔꿈치를 구부려 팔을 내리고 5초 유지한다.
❸ 10회 반복한다.

팔을 좌우로 쓰러뜨리는 운동

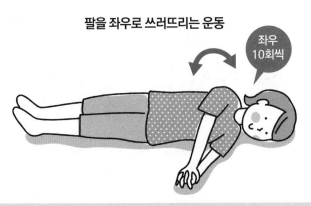

❶ 양팔을 위로 뻗고 깍지를 낀다.
❷ 몸 왼쪽으로 팔을 쓰러뜨려 5초 유지한 뒤 동작❶로 돌아간다.
❸ 오른쪽도 똑같이, 좌우 10회씩 반복한다.

누워서 할 수 있는 가벼운 운동 – 다리

다리 벌리기 운동

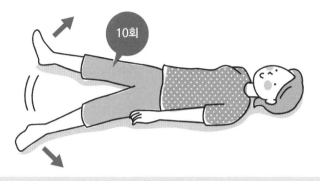

❶양다리를 모으고 눕는다.
❷좌우로 다리를 벌려 5초 유지한 뒤 동작 ❶로 돌아온다.
❸10회 반복한다.

다리 올리고 내리기 운동

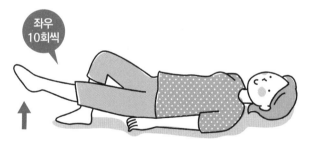

❶누워서 한쪽 무릎을 세우고 다른 쪽 다리를 바닥에서 20cm 정도 들어올린다.
❷5초 유지한 뒤 원래 자세로 돌아온다.
❸들어올리는 발을 바꿔 각각 10회씩 실시한다.
※ 발을 들어올리는 높이, 유지하는 시간은 무리하지 않는 범위 내에서 한다.

누워서 할 수 있는 가벼운 운동 – 온몸

허리 비틀기 운동

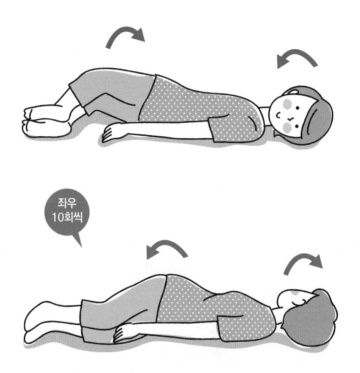

좌우
10회씩

① 누워서 양 무릎을 세운다.
② 무릎과 얼굴이 다른 방향을 향하도록 허리를 비틀어 5초 유지했다가 동작 ①로 돌아온다.
③ 좌우 10회 반복한다.
※ 허리가 아플 때는 하지 않는다.
※ 허리를 비트는 범위, 유지 시간은 무리하지 않는 범위 내에서 한다.

엉덩이를 들어올리는 복근 운동

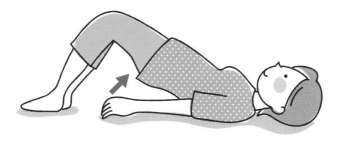

❶ 누워서 양 무릎을 세우고 양손은 자연스럽게 내린다.
❷ 엉덩이에 힘을 주면서 천천히 들어올려 5초 동안 유지한 뒤 동작 ❶로 돌아온다.
❸ 10회 반복한다.
※ 엉덩이를 들어올리는 높이, 유지 시간은 무리하지 않는 범위 내에서 한다.

고개를 들어올리는 복근 운동

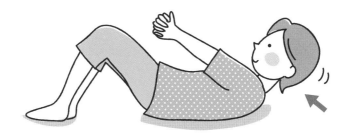

❶ 누워서 양 무릎을 세우고 양손은 깍지를 껴서 앞으로 뻗는다.
❷ 배꼽을 들여다본다는 느낌으로 고개를 살짝 들어올려 5초 동안 유지한 뒤
　동작 ❶로 돌아온다.
❸ 10회 반복한다.
※ 고개를 들어올리는 높이, 유지하는 시간은 무리하지 않는 범위 내에서 한다.

옮긴이 최서희

중앙대학교에서 일본어와 일본문학을 전공했다. 번역의 매력에 빠져 바른번역 글밥아카데미 일본어 출판번역 과정을 수료하고 현재 바른번역 소속 전문 번역가이자 외서 기획자로 활동 중이다. 옮긴 책으로는 《다리 일자 벌리기》《운을 읽는 변호사》《궁극의 스트레칭》《피로를 모르는 최고의 몸》《나의 첫 다이어트 근육 홈트》 등 이 있다.

5 Mannin Wo Mite Kita Isha Ga Oshieru
Kusuri Wo Tsukawazu Kettochi Wo Sageru Houhou
Copyright - 2018 by Toshihide Yoshida
Original Japanese edition published by Takarajimasha, Inc.
Korean translation rights arranged with Takarajimasha, Inc.
through Danny Hong Agency.
Korean translation rights - 2020 by Luminous Books

약 없이 혈당 낮추는
양배추 식사요법

초판 1쇄 발행 2020년 4월 30일
초판 4쇄 발행 2024년 3월 5일
-
지은이 요시다 도시히데
펴낸이 장재순
-
펴낸곳 루미너스
주소 경기도 고양시 덕양구 덕수천2로 150(동산동), 207동 402호
전화 (02) 6084-0718
팩스 (02) 6499-0718
이메일 lumibooks@naver.com
블로그 blog.naver.com/lumibooks | **포스트** m.post.naver.com/lumibooks
출판등록 2016년 11월 23일 제2016-000332호
-
디자인 ALL design group
요리 이미경
-
ISBN 979-11-963347-8-9   13510

이 도서의 국립중앙도서관 출판예정도서목록(CIP)은 서지정보유통지원시스템 홈페이지(http://seoji.nl.go.kr)와 국가자료공동목록시스템(http://www.nl.go.kr/kolisnet)에서 이용하실 수 있습니다. (CIP제어번호: CIP2020011144)